专科护理系列丛书

U0254788

重症护理专科指南

原　著　　黄绮馨　　陈永强
　　　　　　梁凤仪　　麦慧玲（香港）

主　编（译）　陈玉红
副主编（译）　朱艳萍　贺　玲　宋燕波
编译人员　　王　蔚　冯　萍
　　　　　　梁　钰　冯　波

东南大学出版社

·南　京·

图书在版编目(CIP)数据

重症护理专科指南/陈玉红主编(译).—南京:东南大学出版社,2011.7
　ISBN　978-7-5641-2852-4

Ⅰ.①重…　Ⅱ.①陈…　Ⅲ.①险症-监护(医学)-指南　Ⅳ.①R459.7-62

中国版本图书馆 CIP 数据核字(2011)第 113416 号

东南大学出版社出版发行
(南京四牌楼2号　邮编210096)
出版人:江建中
江苏省新华书店经销　　　南京玉河印刷厂印刷
开本:850mm×1168mm　1/32　印张:4.625　字数:138千字
2011年7月第1版　2011年7月第1次印刷
ISBN 978-7-5641-2852-4
印数:1~5000册　定价:15.00元

本社图书若有印装质量问题,请直接与读者服务部联系。电话(传真):025-83792328

序

　　近年来,随着现代医学的发展,重症医学专业作为医学二级学科日益成熟,重症加强医疗病房(Intensive Care Unit,ICU)作为重症医学和重症护理的临床基地,在危重病人救治中越来越重要。在重症护理实践中,需要护理人员将科学理论知识、专科护理能力、整体护理程序等融合在一起,同时结合各学科实践技能的实施方法,重建机体稳定,预防并发症,促进病人康复。因而,为了尽快提高重症护理水平,让从事重症护理的临床护士有一本能指导实践、对护理操作过程和标准有明确的特性描述和实践的指导参考书籍,我们在学习实践中认为香港危重症护士协会编写的《专科护理指南——重症监护》具有较强的指导意义。因此我们结合国内目前ICU护理工作相关程序和内容将此本书进行编译,本书从ICU基本护理内容和操作程序标准出发,把ICU常用的50项护理操作从目标、标准程序、结果标准进行描述,着重介绍操作过程中的评估、告知、危险环节、观察要点,同时将结果标准明确告知从事ICU的护理人员。这本书实用性强,内容新,是ICU护士的好帮手,同时也是实习、进修护士和普通病房护士的参考书,相信它会为提高我省重症护理技术水平起到促进作用。

江苏省护理学会

2011 年 4 月

前　言

　　随着重症医学专业日益发展和成熟，重症加强医疗病房(Intensive Care Unit，ICU)作为重症医学和重症护理的临床基地，在危重病人救治中越来越重要，在重症护理实践中，需要培训大批专业护理人员，使他们掌握相关监测和护理的理论知识和技术，因而我们组织多年从事ICU临床护理和教学的专科护士，将香港危重症护士协会编写的《专科护理指南──重症监护》一书的内容进行翻译，再结合我们目前工作情况进行编译，形成的一本能指导重症护理实践，对护理操作过程和标准有明确的特性描述和实践的指导参考书籍。本书分两部分，第一部分是我们改编后的符合目前临床实践内容，从ICU基本护理内容和操作程序标准出发，把ICU常用的50项护理操作从目标、标准程序、结果标准进行描述，着重介绍操作过程中的评估、告知、危险环节、观察要点，同时将结果标准明确告知从事ICU的护理人员；第二部分是翻译了2010年香港危重症护士协会全体会员重新编写的《专科护理指南──重症监护》。这本书实用性强、内容新，是ICU护士的好帮手，同时也是实习、进修护士和普通病房护士的参考书，为提高重症护理技术水平起到促进作用。

　　我们希望此书对指导ICU护士尤其是年轻的护理人员工作，提高危重病人的急救、监测和护理的质量，解决ICU护理中需要关注的危险环节和解决疑难问题有一定的作用。

　　随着科学技术的日益发展，可能本书其中的一些观点和监护措施难免存在不足之处，恳切期待各位同行专家及读者提出宝贵意见。

编(译)者

2011年4月

目　　录

第一部分　重症护理标准程序

1. 双鼻式鼻塞吸氧的应用

【目标】患者经鼻塞吸氧后,提高血氧含量,纠正或不出现机体缺氧。

【标准程序】

(1) 评估

① 病人的病情、意识状况、缺氧程度、鼻腔黏膜及有无分泌物。

② 病人的心理状态、合作程度。

③ 周围环境是否安全。

(2) 告知:吸氧目的、可能的并发症及配合方法。

(3) 危险环节:注意以下可能影响吸氧正确、安全实施的危险因素:

① 氧气流量表与氧源正确连接。

② 遵医嘱调节好流量。

③ 鼻塞置入鼻孔。

④ 两根塑料管分别固定在患者的耳朵上和下巴下。

⑤ 轻柔调节塑料管上的滑片,松紧适宜固定好。

(4) 观察要点:注意病人以下的任何变化,评价氧疗效果:

① 呼吸模式。

② SaO_2/SpO_2 水平。

③ 生命体征和总体状况。

(5) 记录。

【结果标准】

(1) 正确给氧。

（2）患者的 PaO_2 或 SaO_2/SpO_2 水平提高。

（3）无明显低氧血症者未出现机体缺氧表现。

（4）记录准确。

2. 氧气面罩的应用

【目标】患者经氧气面罩吸氧后，提高血氧含量，纠正机体缺氧。

【标准程序】

（1）评估

① 病人的病情、意识状况、缺氧程度、鼻腔黏膜及有无分泌物。

② 病人的心理状态、合作程度。

③ 周围环境是否安全。

（2）告知：吸氧目的、可能的并发症及配合方法。

（3）危险环节：注意以下可能影响吸氧正确、安全实施的危险因素：

① 氧气流量表与氧源正确连接。

② 选择合适的面罩。

③ 遵医嘱调节好流量，将面罩戴在患者的口鼻上。

④ 轻轻调节松紧带，松紧适宜固定好面罩。

（4）观察要点：注意病人以下的任何变化，评价氧疗的效果：

① 呼吸模式。

② SaO_2/SpO_2 水平。

③ 生命体征和总体状况。

（5）记录。

【结果标准】

（1）正确给氧。

（2）患者的 PaO_2 或 SaO_2/SpO_2 水平提高。

（3）记录准确。

3. 文丘里氧气面罩的应用

【目标】患者经氧气面罩吸氧后,提高血氧含量,纠正机体缺氧。
【标准程序】
(1) 评估
① 病人的病情、意识状况、缺氧程度、鼻腔黏膜及有无分泌物。
② 病人的心理状态、合作程度。
③ 周围环境是否安全。
(2) 告知:用文丘里氧气面罩吸氧的目的、配合方法及注意事项。
(3) 危险环节:注意以下可能影响吸氧正确、安全实施的危险因素:
① 正确调节吸氧浓度。
② 正确连接氧气流量表与氧源。
③ 选择合适的面罩。
④ 轻轻调节松紧带,松紧适宜固定好面罩。
(4) 观察要点:注意病人以下的任何变化,评价氧疗的效果:
① 观察患者呼吸频率、节律、深度。
② SpO_2 水平及血气分析的结果。
③ 生命体征的观察。
④ 患者主诉。
⑤ 意识水平。
(5) 记录。
【结果标准】
(1) 患者生命体征平稳、血气分析结果满意。
(2) 患者很好的耐受文丘里氧气面罩吸氧。
(3) 记录准确。

4. 持续脉搏血氧含量监测

【目标】持续准确监测患者动脉血氧含量,真实反映患者的氧合状况。

【标准程序】

(1) 评估

① 患者手指末梢颜色、温度。

② 患者指甲的颜色、厚度。

③ 监测仪的性能。

(2) 告知:监测目的、可能的并发症及配合方法。

(3) 危险环节:注意以下可能影响监测正确实施的危险因素:

① 合适的感应器型号。

② 放置感应器部位有足够血流灌注。

③ 观察显示器波形,注意是否有人为干扰或出现低灌注状态。

④ 感应器放置部位定时更换。

(4) 观察要点

① 注意并记录患者的氧合状况及临床表现。

② 末梢手指的颜色。

(5) 记录:在病历上记录护理程序。

【结果标准】

(1) 患者的动脉血氧含量得到持续准确的监测。

(2) 早期发现潜在并发症并采取适当的措施。

(3) 准确记录。

5. 气管插管术

【目标】解除呼吸困难,保持呼吸道通畅,为机械通气提供条件。

【标准程序】

(1) 评估

① 患者的病情、意识、氧合情况。

② 气道分泌物量、性状。

③ 患者的性别、年龄。

④ 插管用物是否齐全。

（2）告知：插管目的及可能的并发症。

（3）危险环节：注意以下可能影响气管插管正确、安全实施的危险因素。

① 选择合适的气管插管型号，检查气囊不漏气。

② 插管前插管用物是否齐全、喉镜是否明亮。

③ 插管时间勿过长，以免引起反射性心跳呼吸骤停。

④ 插管时不能以患者的门牙为支点。

⑤ 调整合适的气囊压力。

⑥ 插管过程中注意无菌操作。

（4）观察要点

① 气管插管的位置，固定是否牢固。

② 呼吸模式、SaO_2/SpO_2 水平。

③ 血流动力学状况。

④ 气道是否通畅，听诊两肺呼吸音。

（5）记录。

【结果标准】

（1）正确置入气管插管。

（2）维持患者气道开放。

（3）无并发症发生（如吸引致气道黏膜损伤）。

（4）准确记录。

6. 气管插管的护理

【目标】保证气管插管在位通畅，维持患者人工气道开放，使并发症降至最低。

【标准程序】

（1）评估

① 气管导管的位置、管道是否通畅。

② 两肺的呼吸音,气道内痰的颜色、量、性状。

③ 口腔黏膜、口腔清洁度、气味、分泌物的量。

④ 气囊压力。

⑤ 体位。

⑥ 体温。

⑦ 患者的意识、合作程度。

(2) 告知:气管插管护理的必要性,如何实施气管插管的护理,以及插管可能发生的并发症及其合作方法。

(3) 危险环节:注意以下影响气管插管护理正确和安全实施的危险因素。

① 气管导管移位。

② 气管导管意外拔除。

③ 牙垫导致口腔黏膜的破溃。

④ 气管壁附着痰栓。

⑤ 口腔分泌物增加。

⑥ 气囊压力过高或者过低。

⑦ 呼吸机相关肺炎的发生。

(4) 观察要点:注意机体任何异常变化:

① 呼吸模式。

② SaO_2/SpO_2 的水平。

③ 分泌物的性状、量、颜色。

④ 气管导管的位置。

⑤ 两肺的呼吸音。

⑥ 及时吸引口腔分泌物、及时进行口腔护理。

⑦ 生命体征及总体状况。

(5) 记录。

【结果标准】

(1) 维持患者气道开放。

（2）并发症的发生减至最少,如嘴角的压伤、气管插管的移位、阻塞等。

（3）准确记录。

7. 气管切开术

【目标】置入气管套管,维持气道开放,为机械通气提供条件。

【标准程序】

（1）评估

① 患者的病情、意识状况。

② 患者的凝血机制。

③ 局部皮肤的观察。

（2）告知:气管切开的目的及可能的并发症,确认已签定手术同意书。

（3）危险环节:注意以下影响手术正确、安全实施的危险因素:

① 心跳呼吸骤停。

② 气切处出血。

（4）观察要点:注意机体任何异常变化。

① 监测患者的生命体征。

② 患者的意识及其氧合指标。

③ 气切处出血情况。

④ 固定是否合适。

（5）记录。

【结果标准】

（1）气管套管正确置入患者气管内。

（2）维持患者气道开放。

（3）无并发症发生(如吸引致气道黏膜损伤)。

（4）准确记录。

8. 口咽通气管的置入术

【目标】患者被安全有效地置入口咽通气管,维持气道开放。

【标准程序】

(1)评估

① 患者的病情。

② 患者的年龄、体重、口咽通气管的型号。

③ 患者的意识,配合程度。

(2)告知:口咽通气道置入的目的、操作过程及可能的并发症。

(3)危险环节:注意以下可能影响操作正确、安全实施的危险因素:

① 通过测量嘴角到耳朵中部的长度,选择合适型号的口咽通气管。

② 持口咽通气管弯曲末端沿硬腭反向置入口咽部。

③ 接近咽后壁旋转口咽通气管180°,使其尖端指向喉咙处。

④ 把通气管的余下部分推入患者口内,使其咬合处在患者上下牙齿之间即可。

⑤ 用带子固定好通气管,确保安全。

(4)观察要点:注意患者任何异常变化。

① 生命体征及总体状况。

② 呼吸模式。

③ 分泌物的性质及量。

(5)记录。

【结果标准】

(1)患者的气道安全开放。

(2)准确记录。

9. 鼻咽通气管的置入术

【目标】患者被安全有效的置入鼻咽通气管,维持气道开放。

【标准程序】

（1）评估

① 患者的病情。

② 患者的年龄、体重、鼻咽通气管的型号。

③ 患者的意识，配合程度。

④ 患者鼻腔黏膜的情况。

（2）告知：放置鼻咽通气管的目的，操作过程及可能的并发症。

（3）危险环节：注意以下可能影响操作正确安全实施的危险因素。

① 选择合适型号的鼻咽通气管。

② 评估鼻腔通道的状况，以排除任何创伤，包括鼻腔外部的，或鼻中隔扭曲。

③ 沿鼻腔底部、鼻中隔斜面插入鼻咽通气管。

④ 确定通气管的位置及通气管是否通畅开放。

⑤ 正确固定鼻咽通气管。

⑥ 通过鼻咽通气管吸引时动作要轻柔。

（4）观察要点：注意患者任何异常变化。

① 生命体征及总体状况。

② 呼吸模式。

③ 分泌物的性质及量。

（5）记录。

【结果标准】

（1）患者的气道安全开放。

（2）分泌物得到及时有效的吸引。

（3）准确记录。

10. 气道湿化

【目标】湿化气道黏膜，稀释痰液、保持黏液纤毛正常运动。

【标准程序】

（1）评估

① 患者呼吸的方式。

② 痰液的量、颜色、性状。

③ 双肺的呼吸音。

④ 患者出入量、体温。

（2）告知：向患者及其家属讲述气道湿化的目的，方法有哪些，并向其讲述湿化不足、湿化过度的危害。

（3）危险环节

① 湿化过度。

② 湿化不足。

③ 湿化液选择不当。

④ 人工气道堵塞。

⑤ 气道灼伤。

（4）观察要点

① 患者的呼吸形态。

② 听诊双肺呼吸音。

③ 患者气道内痰液的量、颜色、性状、黏稠度。

④ $SpO_2/PO_2/SpCO_2$ 指标。

⑤ 患者气道自洁能力。

⑥ 人工气道口端温度。

（5）记录。

【结果标准】

（1）患者生命体征平稳、氧合指标正常。

（2）患者气道内的痰液及时排出，两肺呼吸音清。

（3）记录准确。

11. 人工鼻的应用

【目标】 呼气时，随温度下降，呼出的水分被截留在人工鼻中；吸气时,温度逐渐升高,人工鼻的水分补充到吸入气体中以湿化气道黏膜,稀释痰液、保持黏液纤毛正常运动。

【标准程序】

(1) 评估

① 患者的呼吸方式。

② 气道内痰液的量、颜色、性状。

③ 两肺呼吸音。

④ 患者出入量、体温。

(2) 告知:向患者及其家属讲述人工鼻运用的好处、不足之处,及观察要点。

(3) 危险环节

① 湿化不足。

② 气道阻力增加。

(4) 观察要点

① 呼吸形态、呼吸频率。

② 血气分析指标。

③ 气道内痰液的量、颜色、性状、黏稠度。

④ 两肺呼吸音。

(5) 记录。

【结果标准】

(1) 及时、有效地清除呼吸道的分泌物。

(2) 两肺呼吸音清。

(3) 记录准确。

12. 气管插管/套管气囊压力监测的护理流程和标准

【目标】保证机械通气的效果,防止气管黏膜受压坏死。

【标准程序】

(1) 评估

① 在检查气囊压力之前先评估病人的状况如 SaO_2/SpO_2。

② 气管插管刻度。

（2）告知：向病人及其家属解释气囊压力检查的目的和方法。

（3）危险环节

① 压力过高：可发生气管黏膜坏死或气管、食管瘘。

② 压力过低：可导致通气不足或误吸。

（4）观察要点

① 气囊压力（25～32 cmH_2O）。

② 口腔内是否有漏气声。

③ 观察病人 SaO_2/SpO_2 的水平，机械通气时需观察潮气量、气道压力。

（5）记录。

【结果标准】

（1）每班或必要时随时进行气囊压力检查。

（2）无明显漏气，压力在正常范围。

（3）在检测气囊压力的过程中，使病人的不适减至最小。

（4）无气管黏膜坏死或气管-食管瘘等并发症发生。

（5）记录准确。

13. 经口-咽和鼻-咽吸引的护理流程和标准

【目标】病人的气道保持通畅，呼吸道分泌物得到及时清除。

【标准程序】

（1）评估

① 评估病人病情及吸痰的需求。

② 患者的意识及配合程度。

③ 吸引器的性能、压力。

④ 物品准备齐全。

（2）告知：向病人和（或）家属解释吸痰的必要性及可能的并发症。

（3）危险环节：缺氧、气道黏膜损伤、出血、心律失常、支气管痉挛、颅内压增高、心跳骤停、呼吸骤停、感染等。

（4）观察要点

① 呼吸情况。

② 生命体征及患者的主诉。

③ SaO_2/SpO_2 的水平。

④ 两肺呼吸音。

⑤ 分泌物量、颜色、性状。

（5）记录。

【结果标准】

（1）患者上呼吸道通畅，分泌物得到清除。

（2）未发生相关并发症。

（3）准确记录。

14. 经气管插管/套管内吸引（传统技术）的护理流程和标准

【目标】 患者的气道保持通畅，呼吸道分泌物得到及时清除。

【标准程序】

（1）评估

① 患者的病情及吸痰的需求，听诊呼吸音。

② 患者的意识及配合程度。

③ 吸引器的性能、压力。

④ 物品准备齐全。

（2）告知：向病人和（或）家属解释气管内吸痰的必要性及可能引起的不适。

（3）危险环节：缺氧、气道黏膜损伤、出血、心律失常、支气管痉挛、颅内压增高、心跳骤停、呼吸骤停、感染等。

（4）观察要点

① 严格执行无菌操作。

② 呼吸情况。

③ 分泌物量、颜色、性状。

④ SaO_2/SpO_2 的水平。

⑤ 生命体征和总体状况及患者的主诉。

⑥ 人工气道通畅性。

（5）记录。

【预期结果】

（1）患者呼吸道分泌物及时得到充分吸引,气道通畅。

（2）无明显缺氧等合并症。

（3）准确记录。

15. 经气管插管/套管内吸引(密闭系统技术)的护理流程和标准

【目标】

（1）患者的气道保持通畅,呼吸道分泌物得到及时清除。

（2）吸痰过程中缺氧及感染等并发症降至最低。

【标准程序】

（1）评估

① 患者的病情及吸痰需求,听诊两肺呼吸音。

② 吸引器的性能、压力。

③ 患者的意识及配合程度。

（2）告知:向患者和(或)家属解释气管内吸痰的必要性及可能引起的不适。

（3）危险环节:缺氧、气道黏膜损伤、出血、心律失常、支气管痉挛、颅内压增高、心跳骤停、呼吸骤停、感染等。

（4）观察要点

① 严格执行无菌操作。

② 正确连接密闭式吸痰装置

③ 呼吸情况。

④ 分泌物量、颜色、性状。

⑤ SaO_2/SpO_2 的水平。

⑥ 生命体征和总体状况及病人的主诉。

⑦ 人工气道通畅性。

（5）记录。

【结果标准】

（1）患者的呼吸道分泌物及时得到吸引，气道通畅。

（2）无并发症发生。

（3）准确记录。

每24～72小时更换密闭式吸痰管（根据不同密闭式吸痰管的种类），更换日期标签贴在密闭式吸痰管负压控制开关上。

16. 简易呼吸器（BVM装置）人工呼吸操作流程和标准

【目标】患者经简易呼吸器（BVM装置）通气支持后维持有效的通气及氧合。

【标准程序】

（1）评估

① 评估患者病情及人工呼吸的需求。

② 患者意识、体重。

③ 简易呼吸器的性能、面罩大小。

④ 氧源、吸引器。

（2）告知：向患者及其家属解释目的、操作过程及可能的并发症。

（3）危险环节

① 通气不足。

② 上呼吸道阻塞致病情恶化。

③ 胃胀气、反流及误吸。

（4）观察要点

① 观察人工呼吸的效果。

② BVM装置无漏气声音。

③ 胸廓适度起伏，潮气量6～7 ml/kg。

④ SaO_2/SpO_2水平。

⑤ 胃部是否胀气。

（5）记录。

【结果标准】

（1）患者的气道开放手法正确，气道保持通畅。

（2）患者氧合状况得到改善。

（3）无明显胃胀气和气压伤等并发症。

（4）准确记录。

17. 无创机械通气患者的护理流程和标准

【目标】

（1）患者的通气和（或）氧合得到改善。

（2）减少呼吸作功。

【标准程序】

（1）评估

① 评估患者的病情及是否需要行无创通气。

② 患者的意识及配合程度。

③ 患者气道自洁能力。

④ 无创呼吸机的性能、电源、氧源、吸引器的性能。

（2）告知：向患者及其家属解释行无创通气的目的、操作过程，以及可能的并发症和如何配合。

（3）危险因素：胃胀气、面部压疮、气压伤、二氧化碳潴留、低氧等。

（4）观察要点

① SaO_2/SpO_2 水平、血气分析、呼吸频率。

② 意识状态。

③ 呼吸机装置无明显漏气，患者气道通畅。

④ 及时清除患者呼吸道分泌物。

⑤ 观察呼吸机相关参数，及时处理报警。

⑥ 局部受压皮肤的观察。

⑦ 及时发现胃胀气及误吸。

（5）记录。

【结果标准】

（1）患者氧合和通气得到改善或及时改为有创通气。

（2）呼吸道分泌物得到及时吸引。

（3）无并发症发生。

（4）准确记录。

（5）呼吸机报警限设定合适。

18. 有创机械通气患者的护理流程和标准

【目标】

（1）机械通气患者得到足够的通气，改善氧合。

（2）并发症减至最低。

【标准程序】

（1）评估

① 评估患者病情、年龄、体重（kg）。

② 患者的意识及配合程度。

③ 呼吸机、电源、氧源、气源、吸引器等状况。

④ 人工气道的位置及通畅性。

（2）告知：向患者及其家属解释目的、操作过程及可能的并发症以及如何配合等。

（3）危险环节

① 通气不足、通气过度。

② 气压伤。

③ 心排血量降低。

④ 呼吸机相关性肺炎。

⑤ 误吸。

⑥ 呼吸机依赖。

⑦ 报警及参数设置不当。

（4）观察要点

① SaO_2/SpO_2 水平、血气分析、呼吸频率、肺部呼吸音。

② 呼吸机运作正常，观察呼吸机相关参数，及时处理报警。

③ 患者生命体征及意识的观察。

④ 保持人工气道在位通畅。

⑤ 气道温湿化、肺部护理。

⑥ 气囊压力的检测。

⑦ 口腔护理。

⑧ 呼吸机管路中冷凝水及时处理。

（5）记录。

【预期结果】

（1）患者的通气及氧合状态得到改善。

（2）在机械通气期间无并发症发生（如过度通气、通气不足或气压伤）。

（3）气道湿化方式选择恰当，湿化效果满意。

（4）呼吸机管道内的冷凝水得到及时正确清除。

（5）呼吸机的报警限设定合理，报警能得到及时正确处理。

（6）患者床旁备有简易呼吸器及给氧、吸痰等急救装置。

（7）部件齐全，性能良好，接头吻合。

（8）准确记录。

19. 经口气管插管患者的口腔护理流程和标准

【目标】保持患者的口腔清洁，及时发现口腔黏膜及舌苔的变化，将口腔感染、呼吸机相关性肺炎等并发症减至最少。

【标准程序】

（1）评估

① 患者口腔卫生状况。

② 患者的口腔黏膜、牙龈、舌苔、酸碱度、气味、口唇。

③ 人工气道固定带的清洁度。

④ 患者的呼吸循环情况、意识水平、镇静水平、气管插管深度、气囊压力等。

(2) 告知：向患者及其家属解释目的、操作过程及可能的并发症。

(3) 危险环节

① 气管插管脱出、移位。

② 生命体征改变。

③ 口腔、舌、口唇黏膜压迫性溃疡。

④ 误吸。

⑤ 呼吸机相关性肺炎。

(4) 观察要点

① 患者的耐受性。

② 生命体征及 SpO_2 的波动。

③ 气囊内压力的监测。

④ 棉球湿度适中，棉球要夹紧，擦洗动作轻柔。

⑤ 及时吸引口腔中的分泌物及冲洗液。

⑥ 评估气管插管刻度后固定气管插管。

⑦ 听诊肺部呼吸音，确认气管插管的位置。

(5) 记录。

【预期结果】

(1) 口腔清洁，分泌物及时清除，无异味。

(2) 气管插管无移位和脱出。

(3) 口腔黏膜无溃疡和损伤。

(4) 口唇无压迫性溃疡。

(5) 口腔护理至少每日 2 次。

20. 心电监护仪的应用

【目标】持续监测心电活动，监测生命体征，为评估病情、治疗及护理提供依据。

【标准程序】

（1）评估

① 心电监护仪性能良好，处于备用状态。

② 床边电源性能良好。

③ 病人的年龄、病情、皮肤情况、测血压肢体活动度、测血氧饱和度手指的情况（是否涂指甲油）。

（2）告知

① 心电监护的目的、过程。

② 可能的并发症（贴电极片处破损、过敏、测血压侧肢体肿胀）。

③ 不可自行调整监护仪设置参数。

（3）危险环节

① 电极片及导线正确放置，与监护仪导线的正确连接。

② 正确设置报警范围。

③ 每日检查电极片，必要时更换。

④ 肢体、血压袖带匹配，箭头标志指向动脉搏动处。

⑤ 选择 P、QRS、T 波显示清晰的导联，调节振幅。

（4）观察要点

① 生命体征及患者的整体状况。

② 各数值监测的准确性。

③ 局部皮肤情况。

④ 及时正确处理各种报警。

（5）记录。

【结果标准】

（1）患者的心电监护得到持续监测，为临床治疗、护理提供依据。

（2）无意外并发症发生。

（3）准确记录。

21．电除颤术

【目标】安全及时地给患者行电除颤,纠正、治疗心律失常,恢复窦性心律。

【标准程序】

（1）评估

① 除颤仪的性能及充电状况。

② 病人的年龄、意识状态、心律失常的类型。

（2）告知:电除颤带来的不适及并发症（电击伤、皮肤灼伤）。

（3）危险环节

① 充分暴露胸前皮肤。

② 正确识别心律失常的类型。

③ 均匀的涂抹导电胶。

④ 选择合适的能量。

⑤ 正确放置电极板。

⑥ 放电时呼唤周围人员勿触及床栏。

（4）观察要点

① 监测患者的心律、心率及其他生命体征。

② 监测患者的神志情况。

③ 局部皮肤。

（5）记录。

【结果标准】

（1）患者心律失常得到及时发现和有效控制。

（2）患者安全、无并发症发生。

（3）工作人员安全。

（4）准确记录。

22．动脉导管置入术

【目标】采用无菌技术安全置入患者的动脉导管,正确连接压力换能器。

【标准程序】

（1）评估

① 患者穿刺处无红、肿、硬结、瘢痕及炎症。

② 如为桡动脉穿刺,穿刺前需做改良式 Allen's 试验。

（2）告知

① 动脉导管置入的目的、过程、可能的并发症（局部血肿、感染等）。

② 成功置入后相关注意事项（妥善固定,保持通畅、无菌）。

（3）危险环节

① 严格执行无菌操作。

② 正确固定导管。

③ 血管内导管感染。

（4）观察要点

① 穿刺点有无并发症发生。

② 穿刺肢体远端血液循环,皮肤温度、色泽。

（5）记录。

【结果标准】

（1）安全置入动脉导管。

（2）置管过程符合无菌技术及标准防护要求。

（3）准确记录。

23. 动脉血压监测

【目标】持续监测患者动脉血压,准确地反应患者的血流动力学状况。

【标准程序】

（1）评估

① 患者年龄、性别、体重、基础血压水平。

② 监护仪、测压系统性能良好。

（2）告知

① 动脉血压监测的必要性、过程及并发症（导管移位、血肿、感染、血栓）。

② 换能器与右心房的位置相平行。

③ 不可随意调整监护仪设置。

（3）危险环节

① 正确并紧密连接换能器与电缆线。

② 确保换能器与右心房在同一水平，调零。

③ 整个测压系统中无气泡、无扭曲。

④ 加压袋压力在合适范围。

⑤ 设立适当的报警范围。

⑥ 换能器与导管连接紧密。

（4）观察要点

① 压力波形、数值稳定。

② 穿刺点局部有无红、肿、脓点、硬结。

③ 穿刺肢体远端血液循环情况。

（5）记录。

【结果标准】

（1）患者动脉血压得到持续监测，为临床治疗、护理提供依据。

（2）早期发现潜在的危险因素并采取适当措施。

（3）准确记录。

24. 动脉导管拔除术

【目标】采用无菌技术，安全舒适地拔除患者的动脉导管。

【标准程序】

（1）评估

① 与患者凝血功能相关的实验室指标。

② 根据血流动力学状态判断动脉导管拔除的时机。

（2）告知

① 动脉导管拔除目的、过程、可能并发症(血肿)。

② 1小时内不要剧烈活动穿刺侧肢体。

③ 拔除当日不可清洗穿刺局部,保持局部清洁、干燥。

(3) 危险环节

① 严格执行无菌操作。

② 正确按压拔管部位至不出血。

③ 无菌操作。

(4) 观察要点

① 监测无创血压。

② 穿刺部位有无再出血及血肿形成。

(5) 记录。

【结果标准】

(1) 整个过程患者的不适减至最小。

(2) 早期发现并发症并及时处理。

(3) 准确记录。

25. 动脉血气标本采集技术

【目标】

(1) 正确采集血标本,进行有效血气分析。

(2) 通过血气分析,准确判断氧合和通气情况,为治疗提供依据。

【标准程序】

(1) 评估

① 患者生命体征。

② 局部穿刺部位皮肤情况及动脉搏动情况。

(2) 告知:向患者及其家属解释目的、操作过程及可能的并发症。嘱患者抽血时尽量放松,平静呼吸,以免影响结果。

(3) 危险环节

① 误入静脉。

② 出血、血肿。

（4）观察要点

① 严格执行无菌操作。

② 患者的主诉。

③ 局部皮肤的观察。

④ 防止标本凝血、溶血、混入空气。

⑤ 血气结果的观察与分析。

（5）记录。

【结果标准】

（1）穿刺部位准确，一次穿刺成功，准确采集到动脉血液。

（2）严格无菌操作，消毒范围够大。

（3）注射器内未有空气混入。

（4）穿刺部位压迫至不出血为止，穿刺点未发生血肿及淤青。

（5）采血量适当，患者对穿刺技术满意。

（6）记录准确。

26．中心静脉导管置入术

【目标】采用无菌技术安全置入患者的中心静脉导管。

【标准程序】

（1）评估

① 所用物品性能完好，处于备用状态。

② 患者穿刺处无红、肿、硬结、瘢痕及炎症。

（2）告知

① 中心静脉导管置入的目的、过程、可能的并发症（血肿、感染、血胸、气胸、血气胸、心律失常）。

② 成功置入后相关注意事项（妥善固定，保持通畅、无菌）。

（3）危险环节

① 严格执行无菌操作技术。

② 排尽导管中气泡。

② 导管固定牢固。

③ 穿刺后检查回血是否通畅,封管。

（4）观察要点

① 导管在位、通畅。

② 导管标识清楚。

② 生命体征的监测及主诉。

（5）记录。

【结果标准】

（1）安全置入中心静脉导管。

（2）整个过程无并发症。

（3）准确记录。

27. 中心静脉压(CVP)监测

【目标】准确测得患者 CVP,了解患者血流动力学状况。

【标准程序】

（1）评估

① 患者心率、血压 、是否应用 PEEP 及 PEEP 水平。

② 监护仪、测压系统性能良好。

（2）告知

① CVP 监测的必要性、过程及并发症(导管移位)。

② 换能器与右心房的位置相平行。

③ 不可随意调整监护仪设置。

（3）危险环节

① 正确并紧密连接换能器与电缆线。

② 正确牢固的连接换能器与置管。

③ 确保换能器与右心房在同一水平,调零。

④ 整个测压系统中无气泡、无扭曲。

⑤ 加压袋压力在合适范围。

⑥ 设立适当的报警范围。

（4）观察要点

① 波形、数值稳定。

② 穿刺点局部有无红、肿、脓点、硬结。

③ 导管固定是否完好。

④ 测压系统中有无气泡，管路有无扭曲。

（5）记录。

【结果标准】

（1）准确监测中心静脉压，为临床治疗、护理提供依据。

（2）早期发现潜在危险并采取适当措施。

（3）准确记录。

28. 中心静脉导管拔除操作规程

【目标】采用无菌技术安全舒适拔除患者的中心静脉导管。

【标准程序】

（1）评估

① 与患者凝血功能相关的实验室指标。

② 根据病情评估中心静脉导管拔除的时机。

（2）告知

① 中心静脉导管拔除目的、过程、可能并发症（血肿、感染）。

② 拔除当日不可清洗穿刺局部，保持局部清洁、干燥。

（3）危险环节

① 严格执行无菌操作。

② 按压时间及按压部位的准确性（上腔静脉置管拔管过程中嘱患者屏气，拔出导管后正常呼吸）。

（4）观察要点

① 穿刺点周围的皮肤。

② 患者呼吸频率、节律。

（5）记录。

【结果标准】

（1）整个拔管过程患者的不适减至最小。

（2）早期发现并发症，及时处理。

（3）准确记录。

29. 肺动脉压（PAP）监测

【目标】监测患者的 PAP，准确记录数值。

【标准程序】

（1）评估

① 患者心率、血压、CVP、是否应用 PEEP 及 PEEP 水平。

② 监护仪、测压系统性能良好。

（2）告知

① PAP 监测的必要性、过程及并发症（心律失常）。

② 换能器与右心房的位置相平行。

③ 不可随意调整监护仪设置。

（3）危险环节

① 正确并紧密连接换能器与电缆线。

② 正确牢固的连接换能器与置管。

③ 确保换能器与右心房在同一水平，调零。

④ 整个测压系统中无气泡、无扭曲。

⑤ 加压袋压力在合适范围。

⑥ 设立适当的报警范围。

（4）观察要点

① 肺动脉监测的波形、数值。

② 置管的刻度，避免过深、过浅。

③ 穿刺点周围的皮肤。

（5）记录。

【结果标准】

（1）准确监测肺动脉压，为临床治疗、护理提供依据。

（2）早期发现潜在的危险并采取适当措施。

（3）准确记录。

30．心输出量的测定——温度测量法

【目标】采用无菌技术得到准确有效的心输出量测定值。

【标准程序】

（1）评估

① 患者心率、血压、CVP。

② 监护仪、测压系统性能良好。

（2）告知

① CO 监测的必要性、过程及并发症。

② 零点与右心房的位置相平行。

③ 不可随意调整监护仪设置。

（3）危险环节

① 正确并紧密连接换能器与电缆线。

② 确认导管位置，换能器与右心房在同一水平，调零。

③ 整个测压系统中无气泡、无扭曲。

④ 加压袋压力在合适范围。

⑤ 设立适当的报警范围。

⑥ 无菌操作。

（4）观察要点

① 正确识别波形，准确读取数值。

② 穿刺点局部有无红、肿、脓点、硬结，观察心电图等变化。

（5）记录。

【结果标准】

（1）正确测量心输出量，为临床治疗、护理提供理论依据。

（2）发现并发症及时处理。

（3）准确记录。

31. 经皮起搏术

【目标】需行经皮起搏术的患者得到一个安全、有效、可以耐受的起搏支持。

【标准程序】

(1) 评估

① 起搏器性能良好。

② 心律失常的类型。

③ 放置局部皮肤情况。

(2) 告知

① 放置起搏器的原因、过程、可能出现的并发症(疼痛、心律失常、皮肤灼伤)。

② 放置成功后注意事项。

(3) 危险环节

① 起搏电极位置的准确性[前面的起搏电极置于心尖(V_4 或 V_5),后面的起搏电极片置于左侧肩胛下处]。

② 无菌技术。

③ 以最低刺激电流维持一个有效的起搏心律。

④ 设置适当的报警范围。

(4) 观察要点

① 心律失常类型。

② 正确选择刺激电流。

③ 患者的生命体征及心电图的起搏信号。

④ 设置适当的报警范围。

⑤ 电极片下的皮肤。

(5) 记录。

【结果标准】

(1) 患者得到正确有效的经皮起搏。

(2) 患者的血流动力学状况得到改善。

（3）及时发现并发症并采取措施。

（4）准确记录。

32. 主动脉内球囊反搏术(IABP)的护理流程和标准

【目标】患者经 IABP 辅助后获得积极有效的循环支持,增加了冠状动脉及全身重要脏器的血流灌注。

【标准程序】

（1）评估

① IABP 仪及各导线性能完好。

② 患者的生命体征。

③ 穿刺局部皮肤情况。

（2）告知

① 行 IABP 术的必要性、过程及并发症(下肢缺血、伤口感染、假性血肿、菌血症),防止导管移位、扭曲。

② 换能器与右心房的位置相平行。

③ 不可随意调整监护仪设置。

（3）危险环节

① 局部皮肤准备。

② 出凝血监测。

③ 穿刺肢体远端血液循环障碍、尿量的改变。

④ 备抢救车及除颤仪。

⑤ 无菌技术。

⑥ 胸部 X 线检查,验证导管位置。

⑦ 根据医嘱选择参数(触发模式、充气量或辅助比例),开始反搏。

（4）观察要点

① 取合适体位。

② 选择合适的触发方式。

③ 观察心电图与反搏波形,正确调节充、放气的时间。

④ 观察患者的血压、反搏压。

⑤ 设定报警范围。

⑥ 穿刺点及远端肢体的观察、尿量的观察。

⑦ 导管刻度的观察及固定。

⑧ 凝血指标的观察。

（5）记录。

【结果标准】

（1）患者得到最大限度的心脏支持。

（2）及时发现并发症并处理。

（3）准确记录。

33. 心包穿刺术的护理配合

【目标】采用无菌技术安全有效的给患者行心包穿刺术。

【标准程序】

（1）评估

① 用物性能良好，处于备用状态。

② 患者生命体征。

③ 穿刺部位。

（2）告知

① 心包穿刺术的目的、过程及可能并发症（出血、心包填塞、心律失常、肺水肿）。

② 穿刺过程中避免咳嗽及深呼吸。

③ 术后静卧。

（3）危险环节

① 急救药品及物品处于备用状态。

② 在心电监测下行穿刺术，发现异常及时处理。

③ 穿刺过程中防止抽液过多过快，防止气体进入。

④ 无菌技术。

⑤ 穿刺过程中避免咳嗽及深呼吸。

（4）观察要点

① 穿刺过程中观察生命体征的变化。

② 术后静卧，持续监测生命体征。

③ 并发症的观察与预防。

（5）记录。

【结果标准】

（1）安全有效的完成心包穿刺术。

（2）发现并发症并及时处理。

（3）准确记录。

34. 血液循环驱动泵的应用

【目标】

（1）促进下肢血液循环，预防静脉血栓形成。

（2）辅助肢体功能锻炼。

【标准程序】

（1）评估

① 环境：安静、整洁、有隔帘、电源齐全。

② 病情：生命体征、意识状态。

③ 下肢情况：下肢粗细、长短以及皮肤及血液循环情况。

④ 心理状态：心理反应、合作程度以及对操作的知晓程度。

（2）告知

① 向患者解释血液驱动泵的应用目的、感觉。

② 鼓励患者说出疑虑和不适并及时给予解释。

（3）危险环节

① 血流动力学不稳者慎用。

② 对局部皮肤有破损者使用前要给予保护措施，防止加重损伤。

③ 应用过程中要注意观察患者双下肢末梢循环状况。

④ 对昏迷、应用镇静剂、不能自主活动双下肢的患者，在应用过

程中要保持肢体处于功能位。

⑤ 注意检查气体驱动袋的充气运行情况，及时调整松紧度。

⑥ 血栓袜松紧度及是否平整。

（4）观察要点

① 根据患者的下肢情况选择合适的血栓袜及气体驱动袋。

② 末梢血液循环。

③ 听取患者的主诉。

④ 生命体征的变化。

（5）记录。

【结果标准】

（1）患者能主动配合该治疗。

（2）患者深静脉血栓的发生率下降。

（3）护士操作熟练、规范，关心病人，病人无不适感。

35. 注射泵的应用

【目标】 保证药物输入精确、匀速、持续。

【标准程序】

（1）评估

① 评估患者的病情、年龄、体重、治疗、血管的情况。

② 静脉针的位置。

③ 注射泵的性能、电源、电压。

（2）告知

① 向患者及其家属讲述使用注射泵的目的。

② 嘱患者及其家属不要自行调节。

③ 报警的声音。

（3）危险因素

① 药物突然中断。

② 药物被快速输入体内。

（4）观察要点

① 遵医嘱配置好泵入药液。

② 正确安装注射器,调节好速度,确认无误后按开始。

③ 泵运转正常。

④ 观察患者生命体征。

(5) 记录。

【结果标准】

(1) 药物精确、匀速、持续的输入患者体内。

(2) 记录准确。

36. 输液泵的应用

【目标】

(1) 保证药物持续、匀速、准确的输入。

(2) 严格控制输入液体量,维持水、电解质平衡。

【标准程序】

(1) 评估

① 评估患者的病情、年龄、体重、治疗、血管的情况。

② 患者的心理状况。

③ 输液泵的性能、电源、电压。

④ 穿刺针的位置状况。

(2) 告知

① 患者及其家属使用输液泵的目的。

② 嘱患者及其家属不要自行调节。

③ 报警的声音。

(3) 危险因素

① 停电。

② 药物剂量不准确。

(4) 观察要点

① 输入液体标识清楚。

② 正确设置输液总量、输液速度。

③ 输液泵工作正常。

④ 穿刺点周围皮肤正常,患者无不适主诉。

（5）记录。

【结果标准】

（1）药物精确、匀速、持续的输入患者体内。

（2）记录准确。

37. 管饲胃肠内营养的流程和标准

【目标】通过鼻–胃/肠管供给昏迷及不能经口腔进食患者的营养、药物及水分,以保证患者每日营养及治疗的需要。

【标准程序】

（1）评估

① 患者病情及每日营养的总需求。

② 鼻–胃/肠管的位置。

③ 肠蠕动及排泄情况。

（2）告知:向患者及其家属讲述肠内营养的目的、方法及注意事项。

（3）危险环节

① 胃潴留。

② 呕吐、误吸、腹泻。

③ 血糖升高。

④ 置管移位、脱出。

（4）观察要点

① 患者的营养指标。

② 胃潴留的量。

③ 肠内营养的温度、速度、浓度,床头抬高($>30°$)。

④ 患者的血糖、主诉。

⑤ 鼻–胃/肠管的位置。

（5）记录。

【结果标准】

（1）营养指标达标。

（2）未发生肠内营养相关的并发症。

（3）鼻-胃/肠管在位通畅。

（4）记录准确。

38. 营养鼻饲泵应用

【目标】 保证管饲的营养，水分持续、匀速、准确的注入。

【标准程序】

（1）评估

① 环境：安静、整洁。

② 病情：生命体征、意识状态、合作程度。

③ 胃管情况：是否在位通畅及有无胃潴留。

④ 人工气道患者需检查套囊压力。

⑤ 患者体位。

（2）告知

① 向患者及其家属讲述应用鼻饲泵的目的。

② 嘱患者及其家属不要自行调节。

③ 鼻饲时嘱病人及其家属不要把加温器靠近病人。

（3）危险环节

① 定时回抽胃内容物，避免胃潴留。

② 注意鼻饲液的温度、速度、浓度。

③ 无禁忌证者需抬高床头至 45°。

④ 保持鼻饲泵清洁，用纱布蘸无腐蚀性的清洁剂擦拭。

⑤ 正确放置加热器，避免烫伤患者。

（4）观察要点

① 保证鼻饲管在位、通畅。

② 观察胃液性质和量。

③ 肠鸣音、大便的情况。

④ 鼻饲泵运转是否正常,量是否准确。

⑤ 观察加热器的位置。

(5) 记录。

【结果标准】

(1) 患者的营养、药物及水分得到及时、合理给予。

(2) 患者未发生食物反流、潴留。

(3) 护士操作熟练规范,关心患者,患者无不适感。

(4) 操作达到预期治疗目的,患者安全。

(5) 记录准确。

39. 手法振肺的操作规程

【目标】

(1) 打开萎陷的肺泡,保持肺泡复张,促进肺泡换气。

(2) 改善通气/血流比例。

(3) 通过变换体位,最大限度地增加心肺功能。

(4) 清除痰液,利于肺内分泌物的引流。

(5) 治疗及预防肺部并发症。

【标准程序】

(1) 评估

① 环境:安静、整洁。

② 患者病情、生命体征、意识状态、合作程度。

③ 肺部的呼吸音。

(2) 告知

① 向患者及其家属解释拍背的目的。

② 教会家属拍背的手法。

(3) 危险环节

① 生命体征改变,如:血压波动、心律失常。

② 舒适度的改变,如:疼痛。

(4) 观察要点

① 肺部听诊、血气分析、血氧饱和度、胸片等。

② 正确的振肺方法。

③ 促进痰液排出,观察痰液的量、颜色、性状。

④ 患者的主诉。

(5) 记录。

【结果标准】

(1) 患者两肺呼吸音清。

(2) 痰液及时排除。

(3) 肺部炎症得到控制。

(4) 记录准确。

40. 振肺排痰仪的应用

【目标】

(1) 促进排痰,改善肺通气、换气的功能。

(2) 防止坠积性肺炎的发生。

【标准程序】

(1) 评估

① 环境:安静、整洁。

② 病情:生命体征、意识状态、合作程度。

③ 肺部的呼吸音。

④ 仪器的性能及其配套装置。

(2) 告知

① 向患者及其家属解释振肺的目的。

② 振肺时患者可能存在的不适。

③ 如果不适鼓励患者说出。

(3) 危险环节:生命体征改变,如:血压升高/降低、心律失常。

(4) 观察要点

① 肺部呼吸音、血气分析、血氧饱和度、胸片等。

② 振肺仪的正确使用,合理选择频率及时间。

③ 促进痰液排出,观察痰液的量、颜色、性状。

④ 患者的主诉。

(5) 记录。

【结果标准】

(1) 患者无振肺带来的不适,生命体征平稳。

(2) 痰液及时排出。

(3) 双肺听诊未闻及痰鸣音。

(4) 记录准确。

41. 协助有效咳嗽的护理流程和标准

【目标】促进患者自主排出呼吸道分泌物。

【标准程序】

(1) 评估

① 患者的意识、年龄、文化水平、疾病状况。

② 自主咳嗽的能力。

(2) 告知:向患者及其家属讲述咳嗽对疾病恢复的重要性及如何有效咳嗽。

(3) 危险环节

① 生命体征改变。

② 肺泡破裂。

(4) 观察要点

① 听诊肺部呼吸音、血气分析、血氧饱和度、胸片等。

② 教会患者正确咳嗽方法。

③ 促进痰液排出,观察痰液的量、颜色、形状。

④ 患者的主诉。

(5) 记录。

【结果标准】

(1) 患者学会有效咳嗽的方法。

(2) 患者能有效的排除呼吸道分泌物。

（3）记录准确。

42. 颅内压（ICP）监测

【目标】了解颅内压的变化情况、颅内压增高及持续时间,为颅脑病变的诊断及治疗提供依据。

【标准程序】

（1）评估

① 患者的疾病状况、意识、年龄、肢体活动度。

② 评估周围环境。

（2）告知:向患者及其家属解释脑室穿刺行颅内压力监测的目的、意义和注意事项。

（3）危险环节

① 颅内压骤降。

② 脑脊液外漏。

③ 颅内感染。

④ 置管脱出。

（4）观察要点

① 严格执行无菌操作。

② 压力传感器、脑室引流管、脑室引流瓶与三通连接紧密,无折叠、漏气。

③ 床头抬高遵医嘱执行,保持头部处于中立位置。

④ 换能器摆放正确,校零。

⑤ 观看监测波形及趋势,在监护仪上读取数据。

⑥ 引流通畅性的观察。

⑦ 生命体征的观察、神经系统的监测及伤口的观察。

⑧ 患者主诉。

（5）记录。

【结果标准】

（1）准确监测颅内压。

（2）及时发现并发症并及时处理。

（3）准确记录。

43. 腹内压(IAP)监测

【目标】正确测量患者的腹内压,并使潜在的并发症减至最少。

【标准程序】

（1）评估

① 测压系统性能良好,无气泡、无扭曲。

② 患者有无使用 PEEP 及 PEEP 水平。

（2）告知

① 告知患者腹内压测量的必要性、过程及并发症(感染)。

② 告知患者测量期间不要变换体位。

（3）危险环节

① 膀胱排空不彻底。

② 测压系统与尿管连接不紧密。

③ 无菌技术。

④ PEEP 水平。

（4）观察要点

① 患者的生命体征及其不适的主诉。

② 呼吸机的使用参数,如 PEEP。

③ 患者是否平静。

④ 以耻骨联合处作为零指示点,呼气末正确读取数值并记录相关数据。

（5）记录。

【结果标准】

（1）正确测量腹内压,为临床治疗、护理提供依据。

（2）发现并发症并及时处理。

（3）准确记录。

44. 降温毯/升温毯的应用

【目标】安全地给患者使用降温毯/升温毯。

【标准程序】

（1）评估

① 降温毯/升温毯的性能。

② 患者的体温及目标体温。

（2）告知降温毯/升温毯使用的原因、过程及并发症（冻伤、压疮、寒战、抽搐/烫伤）。

（3）危险环节

① 水温的控制。

② 应用降温毯时防止冻伤的发生。

③ 降温毯/升温毯放置的位置正确。

④ 手术患者、生活不能自理患者或儿童，必须在有监护或陪护时使用。

⑤ 使用过程中，注意观察，随时调节。

（4）观察要点

① 体温的监测。

② 局部皮肤的观察与保护。

③ 机器运转情况的观察。

④ 患者的主诉。

（5）记录。

【结果标准】

（1）正确使用降温毯/升温毯。

（2）无并发症发生。

（3）准确记录。

45. 血糖的监测

【目标】快速、方便地监测血糖，为控制血糖提供依据。

【标准程序】

（1）评估

① 患者双手手指皮肤颜色、温度、污染及感染情况。

② 患者的合作程度。

③ 血糖试纸的有效期，没有裂痕和折痕。

④ 血糖试纸的插口处是否干燥。

（2）告知：向患者讲述测血糖的目的。

（3）危险环节：血糖结果的误差。

（4）观察要点

① 血糖数值及其与全身状况是否相符。

② 手指末梢的观察。

（5）记录。

【结果标准】

（1）患者的血糖能根据所测值得到及时有效的调整。

（2）记录准确。

46. CPR（成人、单人）

【目标】确保在短时间内恢复患者的呼吸、循环功能。

【标准程序】

（1）评估

① 判断患者的意识、心跳、呼吸。

② 患者口、咽、鼻有没有分泌物。

③ 评估周围环境：急救器械、电话。

（2）告知其他的医护人员向患者家属讲述患者的病情。

（3）危险环节

① 意识未恢复。

② 心跳未恢复。

③ 呼吸未恢复。

④ 肋骨骨折。

⑤ 患者死亡。

（4）观察要点

① 双手拍击患者肩部并呼叫患者（有条件直接观察心电图、血压、血氧饱和度的变化）。

② 观察患者无呼吸或不能正常呼吸（即仅仅是喘息）。

③ 触摸颈动脉搏动（10 min 内，仅限医务人员）。

④ 胸外心脏按压（每分钟至少 100 次、按压深度至少 5 cm），保证每次按压后胸廓回弹，每 2 min 交换一次按压人员，尽可能减少按压中断（中断控制在 10 s 以内）。

⑤ 开放气道：仰面提颏法（医务人员怀疑外伤：托下颌法）。

⑥ 按压：通气比例：30∶2（未置入高级气道之前）。使用高级气道通气下：每分钟 8～10 次呼吸。

⑦ 尽快使用 AED，尽可能缩短电击前后的胸外按压中断，每次电击后立即从按压开始心肺复苏。

⑧ 呼吸、心跳恢复，观察心肺复苏有效指征：

• 测量血压，收缩压至 60 mmHg 以上。

• 观察颜面、口唇、甲床及皮肤的颜色，发绀减轻。

• 取棉签一根刺激睫毛反应。

• 观察双侧瞳孔对光反射，瞳孔较前缩小，表示大脑有足够的氧和血液供应。

（5）记录：心跳骤停时间、心肺复苏时间，准确记录于记录单和病历中。

【结果标准】

（1）患者意识、心跳、呼吸恢复，未发生复苏相关的并发症。

（2）记录准确。

47. 连续性血液净化

【目标】部分替代急、慢性肾衰竭患者的肾脏功能，清除体内毒素和多余水分，纠正水、电解质和酸碱失衡，清除炎性介质，提供营养支持。

【标准程序】

(1) 评估

① 患者的性别、年龄、疾病的认知状态、心理状态。

② 评估患者的肾功能、凝血、电解质的指标。

③ 评估患者的血管通路。

④ 评估患者血液净化治疗的方式。

(2) 告知

① 向患者讲解血液透析的适应证及其功能。

② 告诉患者在血液透析过程中可能出现的不适。

③ 指导患者血液透析过程中的饮食。

④ 告知患者如何保护血管通路。

(3) 危险环节

① 出血。

② 管道凝血、阻塞。

③ 生命体征的改变。

④ 感染。

⑤ 空气栓塞。

⑥ 失衡综合征。

⑦ 透析器首次使用综合征。

(4) 观察要点

① 机器性能及其管道安装的准确性、牢固性,排气是否彻底。

② 上机前、中、后生命体征及其体温的观察。

③ 液体平衡、电解质、肾功能的监测。

④ 凝血功能的监测、肝素的调节。

⑤ 穿刺点的观察、管路的观察。

⑥ 遇故障及时排除。

⑦ 患者的主诉。

⑧ 无菌操作原则。

（5）记录。

【结果标准】

（1）患者未发生命体征波动，出血、凝血等并发症。

（2）患者水、电解质、酸碱值正常。

（3）体内毒素、炎性介质得到清除。

（4）记录准确。

48. 腹膜透析

【目标】利用腹膜作为透析膜，使体内潴留的水、电解质与代谢废物经超滤和渗透作用进入腹腔，达到清除体内代谢产物的目的。

【标准程序】

（1）评估

① 了解患者的病史和临床特点，肾功能、水电解质及酸碱平衡紊乱程度。

② 了解患者的心理状态，生命体征。

③ 腹部皮肤的清洁度。

（2）告知

① 向患者及其家属讲解腹膜透析的目的、意义及操作方法，以及腹透期间可能出现的不适。

② 向患者及其家属讲解如何保护腹透置管。

（3）危险环节

① 腹膜炎。

② 腹膜管外口和隧道感染。

③ 非感染性并发症（腹痛、引流不畅、血性透析液、透析液渗漏、水过多和肺水肿、腹膜透析失超滤）。

（4）观察要点

① 严格执行无菌操作。

② 管道连接紧密。

③ 悬挂透析液袋，将引流袋放于低位。

④ 观察引流液的量及是否浑浊。

⑤ 液体平衡、电解质、肾功能的监测。

⑥ 生命体征的观察。

⑦ 患者主诉。

（5）记录。

【结果标准】

（1）患者体内的代谢产物得到及时清除。

（2）患者体内水、电解质、酸碱值维持正常。

（3）腹透期间未发生相关并发症。

（4）准确记录。

49. 院内危重患者安全转运

【目标】安全转运患者至他地检查或继续治疗。

【标准程序】

（1）评估

① 评估患者的病情、生命体征。

② 目的地准备情况。

③ 室外环境。

④ 转运人员的评估。

⑤ 转运物品及器械的评估。

（2）告知

① 向患者及其家属讲述转运的目的,如何转运,需要家属如何配合,是否有医护人员陪同及其目的地的准备情况。

② 向患者及其家属讲述转运过程中可能存在的风险。

（3）危险环节

① 生命体征的波动。

② 心跳呼吸骤停。

③ 坠床。

④ 急救器械故障。

（4）观察要点

① 急救药品、器械的准备情况。

② 监测生命体征,输液及泵控药物的输注。

③ 各种引流管的放置及其固定情况。

④ 调整患者于舒适体位,根据季节增添被褥。

⑤ 转运过程安全的评估。

⑥ 患者的主诉。

（5）记录。

【结果标准】

（1）转运的目的达到。

（2）转运过程患者安全。

（3）记录准确。

50. 新病人接诊程序

【目标】患者进入新病房后能够得到及时的救治、监护、护理。

【标准程序】

（1）评估

① 患者的病情、意识状态、心理状态、合作程度。

② 患者的年龄、体重、皮肤情况。

③ 患者带入的各种置管。

（2）告知

① 向清醒的患者告知新病房的名称、管床医生、护士及病房环境、仪器报警声、家属的去向及其家属探视制度。

② 向家属告知患者现在的床位号、管床医生、家属等待区、家属探视制度。

（3）危险环节

① 患者心跳、呼吸骤停。

② 管道的意外脱出。

③ 输液、药物中断。

④ 坠床。

（4）观察要点

① 接诊时严密监测患者生命体征的变化。

② 准备好急救药品及器材,发现异常立即抢救。

③ 正确连接输液管路及泵控药物。

④ 病房环境安全。

⑤ 患者的主诉。

⑥ 对于躁动患者,需做好患者的约束。

（5）记录。

【结果标准】

（1）患者接诊过程平稳,未发生意外。

（2）病情变化时抢救及时。

（3）记录准确。

第二部分　重症监护护理指南[*]

1. 内容简介

重症监护护理（Intensive Care Nursing）是护理的一个特殊方向，需要逐一和动态地处理人类对现存的和潜在的疾病的反应。

重症监护工作是一个复杂的、有挑战性的护理实践，它基于科学理论知识和专业的能力。重症监护的护理框架融合了各学科知识，用于重建稳定，预防并发症，获得和保持患者最理想的反应状态。因此，重症监护护理应通过融合重症监护知识、临床技能和护理实践，将最好的护理提供给患者和家属。为了达到这样一个目的，重症监护专科需要有一个明确特性的描述和护理实践的指导方针。

在香港，医院管理局致力于为公众提供高质量的，为满足公众需要提供有效的、高效率的卫生服务和运用一切可利用的卫生资源使卫生服务水平达到国际化标准。在医院管理局分管护理部门的领导下，一个为组织编著专科护理服务发展指南的工作小组于 2000 年 7 月建立。这个小组建立的目的是为重症监护/心脏科重症监护护理编著护理实践指南纲要。工作小组成员包含了临床护理专家、护理教育者和护理管理者。

重症监护护理的四个重点是：呼吸道护理、心脏护理、泌尿系统

＊　因为重症护理（Intensive Care）和心脏科重症护理（Cardiac Intensive Care Nursing）的危重病人大部分都有心脏的问题或原发病就是心脏病，所以通过随后充分的探论，工作组决定将两者都归入重症监护护理（Intensive Care Nursing）。

护理和神经系统护理。所以在此重症监护护理程序的标准会以人体的功能系统分类出现,如呼吸系统、心血管系统、泌尿系统和神经系统。本文中重症护理和心脏科重症护理被视为整体,统一称为"重症护理"。

本指南的具体目的是:

(1)鉴定专科护理角色(重症监护角色)和护士在这个特殊领域对病人护理的贡献。

(2)提供一个护理实践的评估框架。

(3)推动一个鉴别机制来评估特殊护理人员护理能力是否符合护理需要。

(4)为重症监护提供一个人员发展的评定基线。

(5)指导卫生保健系统中其他成员发展合作关系。

这一护理程序框架不只是描述香港重症监护护理,而且是帮助重症监护护士(ICU 护士)对他们的职业期望和公众期望有更好的理解。

2. 重症监护护理的宗旨

重症监护护理体现了对危重症病人整体护理的方法。它强调对人类生物的、心理的、社会的和精神本性的护理,以及人们对疾病反应的护理,而不是疾病过程的护理。它帮助病人维持个人认知和尊严。重症监护护理的重点包括预防性护理、危险因素的干预和对病人的健康教育,减少病人因急症入院。

当患者发生生理改变时,护理人员能够主动面对和处理问题。帮助病人获得和维持一个最适宜的功能水平状态或平静的死亡。在重症监护室(Intensive Care Unit,ICU),每个病人都被看作一个独一无二的有尊严和有价值的个体。他(她)都会在这样一个高科技环境中获得舒适和隐私保护。

换句话说,重症监护护理基本定律建立在一个特定环境,包含有照顾病情危重的病人,经过特别训练的护士,配备合适的仪器设备,合适充足的药品供给和辅助的卫生保健人员。

3. 重症监护护理的目的

重症监护护理是一个特殊的护理领域,它为多脏器功能不全、病情危重的和不稳定的病人提供适合个体的高质量的护理。这种高质量护理是可以通过现代的科技和对复杂的心理活动技能的掌握而实现的。

重症监护护理的目的包括以下内容:

(1) 通过提供最适合个体的护理,提升 ICU 护士对危重病人及其家属的高质量护理,从而改善危重病人的生理功能不全和心理压力。

(2) 当 ICU 护士护理危重病人时,应考虑到病人的生物、心理、文化和精神方面,从而保证识别和评价病人是一个和环境不可分割的整体关系。

(3) 应用专业知识和临床技能,利用高科技预防、早发现和治疗并发症,促进病人康复。

(4) 运用放松和适当的护理技巧支持病人,使危重病人感到舒适,即使在他们的健康状况进行性恶化和面临无法避免的死亡的情况下,帮助病人和家属度过这种痛苦。

总之,重症护理应该是安全、有效、以病人为中心的、高效率的护理。护理干预被期待为是一种及时、合理、适当的行为。

4. 重症监护护理的范围

重症监护护理的范围是由危重病人、重症监护护士和重症监护的环境动态相互作用的。通过熟练的护理、适宜的环境、提供非常专业的护理,保证这种动态相互作用的结果是为病人提供最好的预后。

危重病人出现危及生命的健康问题或是疾病时会被送入 ICU,进行干预和紧急治疗。

通过运用各种学科知识,努力进行持续的、密集的评估和干预,从而保持病人病情的平稳,预防并发症和达到最好的健康状态。

在香港,重症监护护士是被授权可以进行重症护理的注册护士。重症监护护士是为不同的病人实施护理的,来自于不同专科的护士,他们是护理重症病人和特殊专科病人领域的护理专家。重症监护护士负责实行护理干预和配合解决直接导致生命危险的问题,满足病人在生物、心理和社会的需求。

重症监护环境是医生、危重病人和重症监护护士间动态影响而取得期望结果的环境。这个环境必须有随时可以得到和使用的急救器材,通过急救物品充足的供给和有效的支持系统来保证高质量的护理、工作人员的安全和工作效率。

5. 重症监护护士的角色

与医疗健康环境内外的改变和扩展相适应,重症监护室护士也扩展了他们在护理实践和高级护理实践中的水平。

5.1 实践水平

重症监护护士为危重病人提供每天 24 小时的高质量护理。

(1)护理实行者

① 直接护理实施

• 对于有助于治疗各种危重疾病的先进技术和知识指标的观察者和解释者。

• 制定和实施有效护理计划,使护理计划满足病人需要的主动行为实施者。

• 在允许的情况下,以预防和阻止病情恶化为目的,审慎的和能采取迅速果断行为的实行者。

• 可以和其他卫生保健人员共同合作,为患者提供最好的护理和达到最好预后的合作者。

② 间接护理实施

• 理解病人家属的需求,提供合适的信息减轻他们的恐惧和焦虑。

• 帮助家属应对患者面临的生命受到威胁的情况和(或)患者濒死的情况。

(2)教育者

① 向病人及家属提供健康教育,促进他们对疾病进程的了解和接受,促进恢复。

② 参与训练和教导无经验的团队人员,增加团队在护理工作中的凝聚力。

(3)病人利益的维护

① 为了病人的最大利益工作。

② 监督病人接受的服务质量和安全。

5.2 高层次的临床护理实践水平

现有的卫生设施环境要求重症监护护士使用深层次的知识和技能为危重病人提供有可能达到的最高层次的护理。

(1)拓展角色

① 护理专家/临床护理专家:通常,由香港医院管理局认可的重症监护护理专家的教育是由有学士学位水平、通过预先临床准备的注册护士产生的,而非普通的注册护士。预先的临床准备是指由当地的或国外的高级护理学习机构或其他被承认的 ICU 教育项目举办的重症监护护理培训。一个注册护士如果有学士学位,有 3 年以上在 ICU 工作经验,并且参加了重症病人的高级护理专家培训,就可以成为 ICU 护理专家。他/她同时被香港护理学院授权为重症护理专家。香港医院管理局同样支持这一授权。

重症护理专家的任务是负责在 ICU 范围内建立护理的资质能力。通过工作人员和服务对象的教育,不断提高重症监护护理能力/质量。支持护理实践质量指导方针,通过临床护理研究和 ICU 护理标准提供护理。

② 高级临床实践护士(Advanced Practice Nurse,APN):APN 在 ICU 领导着不断发展的临床实践活动。通过专业能力结合组织能力推动护理进程发展。他/她必须具有 5 年以上的注册护士经验,

其中 3 年重症监护经验,能展示较深入的专业知识和技能。一个 APN 是拥有临床护理硕士学位,或者是有护理研究生学历,或者是有相关的管理经验并取得被认证的 ICU 培训资质的护士。APN 被指派为病区管理者或护理经理的角色,履行护理团队领导者的责任。

③ 护理质量管理经理:护理质量管理经理被引入卫生保健系统是为了保证实施护理的质量和成本效益。一些 ICU 采用临床路径来管理某些具体的疾病,如急性心肌梗死、心胸外科手术。有资质的护理专家也加入病人预后质量管理的发展和实践中。

(2) 拓展角色:由于服务的需要或专业的发展,ICU 的护士角色超越了他们本身的专业领域。随着相应的培训、指导方针的建立、规则的系化和草案的不断回顾与更新,ICU 护士也进行一些由医生操作的治疗规程,包括:

① 抽取血样,分析动脉血气。

② 停用呼吸机。

③ 调整静脉镇痛剂和镇静剂。

④ 心电图描记和分析。

⑤ 滴定静脉给药。

⑥ 为室颤的或有致死危险的室速病人除颤。

5.3　ICU 护士将面临的挑战

(1) 发展:加快和维持对护理规范、价值和信仰的认知水平,以及香港人对疾病健康和护理需求的模式。

(2) 分析:评估专家的技能和对他们拓展的角色的评判。

(3) 回顾:回顾当前的学习,研究和检验书本的内容,如此评估和融合新的知识和传统的技术,使其运用于护理实践中,特别是对于循证护理实践,和在 ICU 的临床情境中对他们进行专业判断训练。

6. 重症监护护士的训练

在 ICU 直接进行护理的护士必须是注册护士。为了能较好的满足护理工作面对服务的需求和危重病人正在改变的需求,以及重症护理的迅速成长,ICU 必须为工作人员提供培训的机会,以保证他们的竞争力。以下的培训必须得到支持,以保证维持一个高质量的护理。

6.1　岗前培训计划

安排 ICU 的新护士参加有计划的培训,并给予其在指导下工作的机会。保证他们随时都可以咨询有经验的 ICU 工作人员。

6.2　与护理服务有关的服务培训计划

(1)参加医院的以病区单元、医院为基准的培训课程、学习小组和研讨会。

(2)实践工作的培训和监督。

6.3　注册后的专业培养计划

(1)由香港医院管理局高级护理学习机构组织举办注册后的ICU(CCU)培训等。

(2)香港大学的专业技术和教育学院举办的重症监护证书学习。

(3)香港中文大学举办的重症监护证书学习。

(4)被认可的海外重症监护证书学习。

6.4　护理继续教育

(1)高级重症护理课程,例如:

- 高级重症护理课程。
- 高级心肺复苏课程。
- 创伤护理核心课程。
- 护理高级创伤课程。
- 心脏护理高级操作课程。

(2)短期重症护理课程,例如:

- 基础重症护理课程。
- 心电监护课程。
- ICU 呼吸道护理课程。
- 提高课程:连续肾脏替代治疗和机械通气。

7. 香港医院管理局管理下的重症监护等级和分类

The NHS Executives of Adult Critical Care Services In the UK (1999)描述重症监护单元为：通常为有潜在和有器官衰竭的病人设置的一个区域，必须为多脏器衰竭诊断、预防和治疗提供设施。

The Australian and New Zealand College of Anaesthetists (1997)定义重症监护病房为：一个由专业人员、仪器组成的医院独立的部门，收治有生命危险的或潜在生命危险的病人。重症监护病房为治疗护理这些病人提供了医学、护理功能，技术及专业的人员和设备。

A Framework for the New South Wales Health System(1999)定义高依赖性病房（High Dependence Unit，HDU）为：医院里的一个独立病区，当只有有限的重症监护资源时，可以提供重症监护的知识和技术，可以提供的护理水平在普通病房和重症监护病房护理水平之间。

重症监护病房和高依赖病房有着紧密的合作。他们在管理和资源上合作，为病人提供最好的护理和资源。

基于对科学（生理组织结构）的尊重和 ICU/HDU 的支持，香港医院管理局重症监护统筹协会（2002）将重症监护病房描述为一个设备齐全独立的区域，和急诊室、放射科、麻醉科配合紧密。高依赖病房作为一个设备齐全独立的科室，则和 ICU 和麻醉科有绿色通道。病理科和放射科的支持对重症监护病房是很重要的。

至于资源的有效利用和分配组织，香港对于不同种类和水平的 ICU 的划分和海外的同行相似。

7.1　重症监护单元的等级分类

不同的 ICU 角色不同。这主要是由工作人员、设施、服务支持和 ICU 收治病人的种类，以及人数决定的。根据 1996 年香港大学麻醉学院的指导大纲和最近（2002 年）香港医院管理局重症监护统筹协会拟定的"ICU 定义"草案，将危重病人重症监护划分为 3 个不同等级。

（1）等级1或A级

① 对非常危重的患者能够立即予以复苏和短期的心肺支持，因为病人有病情恶化的危险。

② 对于内科和外科有危险的患者的监护和并发症的预防起到一个主要的作用。

③ 能够提供机械呼吸支持和简单的侵入性心血管检测。

④ 有一个正式的医务人员组成的团体或至少有一个注册医生（医务官员）全天候在职。

⑤ 有一定数量的护士（包括护士长在内），有ICU的护理资格或是相关临床专业方向的专家。

⑥ 护士和危重病人比例必须是1∶1。

（2）等级2或B级

① 必须能为在较高护理水准下病情仍恶化或需要单个器官功能支持，手术后需要单个器官功能支持的病人提供高质量的普通重症护理。

② 能够提供持续的机械通气、肾移植治疗、有创的血液动力血监测，为危重病人提供不同特殊治疗的仪器，比如内科、外科、神经外科、血管外科的。

③ 在ICU全天候有一个具有ICU监护资质的被指定的医疗顾问（Medical Director）和一个专门负责的专家。

④ ICU护士长和一定数量的护理人员需要有重症监护的资质或是相关的临床专科护理专家。

⑤ 护士和病人比例为1∶1。

（3）等级3或C级

① 是第三级推荐病房，能够处理各种危重症情况（除满足等级工监护病房①中的要求外，必须提供对多脏器衰竭患者其他功能恢复方面的支持）。

② 在ICU全天候有一个具有ICU监护专家资质的被指定的医

疗顾问,一个专门负责的专家,和有相当 ICU 经验的医务人员。

③ ICU 护士长和大多数护理人员需要有重症监护的资质。

④ 护士和病人比例最少为 1：1。

7.2 香港 ICU 种类

香港 ICU 种类根据病人的年龄或不同的病种划分:

(1) 年龄组划分

- 新生儿组

- 儿童组

- 成人组

(2) 病种划分:在香港现行环境下,大多数重症监护病房为病人提供不同需求的服务。他们被称作普通重症监护室。在一些特定的医院,重症监护服务致力于以下特殊群体:

- Medical 内科

- Surgical 外科

- Cardio-thoracic 心胸外科

- Cardiac 心脏科

- Respiratory 呼吸科

- Neurosurgical 神经外科

- Trauma 创伤科

根据香港医管局护理组 1996 年制定的护理人力资源分配指导参考(1998 年修订版中未有改变),在一个 ICU 床位使用率为 85% 的情况下,一个床位必须配备 4.2 个护士。通常情况下,ICU 需要的护理人力资源架构应允许白班护士与病人比例为 1：1;晚班比例为 1：2。然而,这样的护士病人比例很难适用于那些需要多种生命支持的危重病人(如:心血管、呼吸系统和肾功能同时需要支持的病人)。在第三级 ICU,可能同时有至少 2～3 名需要多脏器支持病人。不论在白天和夜间,人员水平必须保证护士和病人比例为 1：1。护理人力资源提示每个床位护士少于 4.2 人,就不能满足这样的需求。

一些医院设立高依赖病房或根据性质不同进行划分。所有这些设置严重依赖 ICU 的病人情况和不同的医院情况。护理人力分配根据情况各有不同。

7.3　香港 ICU 系统的运行

香港 ICU 系统的运行分为开放系统和封闭系统:

(1) 开放系统(Open System):由病人的主治医生口述护理治疗,护理治疗的变化要求或过程不需经过与重症监护专家的沟通和磋商。(有选择性的)一个重症监护专家可能被咨询或提出建议,提供干预。没有指定的人作为"看门人"。

(2) 封闭系统(Closed System):治疗护理由一个有资质的重症监护专家共同合作管理。这个专家负有临床和管理的责任,这是一个有多种专业、经过专业训练的重症监护人员。重症监护医生通常是最终的医疗决定者,包括收治和转出。

不管 ICU 的操作系统是开放式、封闭式或是二者结合的,都必须有一组指定的注册护士在一种管理下,为危重病人提供高质量的专业护理。每个病区的护士长和绝大多数护理人员必须有相关的特定专业的注册资质。

8. 重症监护护士的核心竞争力

结合护理质量要求和注册护士的核心竞争力要求。重症监护护士核心竞争力要求为:提高重症监护质量,实践护理优点。无论何时,重症监护护士须实践护理程序,结合合适的护理模式为病人提供整体护理。

在我们以病人为中心的质量护理要求下,重症监护护士不仅要遵循注册护士的核心竞争力要求,而且要在以下六个领域强调专业竞争力:

8.1 Nursing Care 护理

- conducting nursing assessment 实施护理评估
- formulating care plans 制定护理计划
- implementing planned care 执行护理计划
- evaluating patient's health progress and outcome
  评估病人的健康进程和结果
- maintaining effective communication 保持有效的沟通
- acting in emergency situation 急症情况下工作
- demonstrating knowledge and skills in the following care domains：

在以下护理领域下表现出相应的知识和技能：

- pulmonary care 肺部护理
- cardiovascular care 心血管护理
- neurological care 神经系统护理
- renal care 泌尿系统护理
- gastrointestinal care 胃肠系统护理
- endocrine care 内分泌系统护理
- peri-operative care 围手术期护理
- trauma care 创伤护理
- burn care 烧伤护理
- organ transplantation care 器官移植护理
- control of infection 感染控制
- psychosocial and spiritual care 心理和精神护理
- miscellaneous 综合护理

8.2 法律和职业道德实践

- 履行法律赋予的责任和作为病人权利的拥护者
- 遵循职业道德准则，在实践中是否考虑到职业道德

8.3 团队工作

- 在这个多种专业合作团队中维持合作关系
- 维持护理团队的凝聚力

8.4 护理管理

- 机构的管理
- 下属的管理
- 协助保持舒适的(有利的)工作环境

8.5 专业的发展

- 在临床环境中促进护理知识的发展
- 提高 ICU 护士的专业印象

8.6 个人的专业发展

评估自身护理实践和专业知识以利提高

8.1 护理实践

8.1.1 实施护理评估

【描述】重症监护护士能对病人进行正确、连续不断、全面和系统的健康评估。ICU 护士可以通过整体护理观念优先考虑病人的健康需求。

【胜任角色的行为模式】

(1) 在先进的科技和体格检查技巧的协助下,通过整体观得到全面的病人信息。特别注意重症监护环境对病人及亲属的心理社会影响。

(2) 根据评估的数据优先考虑病人的健康需求,及时与合适的人以适当的方式对这些信息进行沟通。

(3) 通过临床观察和监护设施系统,客观、连续收集病人的信息。

(4) 保证相应的数据被清楚地记录和所有的医护人员都能看到。

8.1.2 制定护理计划

【描述】重症监护护士建立以病人为中心,适合病人个体的、全面的护理计划。根据病人的需求诊断/识别病人的问题。

【胜任角色的行为模式】

(1) 使用收集的数据,建立一系列病人现存的和潜在的问题/需求。

(2) 和病人合作,如果可能,和病人家属及其他卫生保健团队人员合作,发现问题和需求,据此计划实施合理的护理措施。

(3) 根据对病人现存的危险或潜在的危险,建立和记录优先要处理的问题和需求。

(4) 不断评价护理计划是否符合病人和家属的需求,从而建立适合病人个体的护理计划。

8.1.3 执行护理计划

【描述】重症监护护士执行护理计划是为了让病人获得最终有可能达到最好的健康状况或有尊严的死亡。

【胜任角色的行为模式】

(1) 根据病人的反应,进行计划性护理,或即刻给予护理措施。护理应是全面、安全、有效和人道的。

(2) 在可能的情况下为危重病人实施循证护理。

(3) 帮助病人舒适的存活,保证在生命最后有尊严和获得平静。

8.1.4 评估病人的健康进程和结果

【描述】重症监护护士评估护理的结果应是一个清晰的、系统的和进行中的行为。

【胜任角色的行为模式】

(1) 最大限度的应用临床技巧和监护设备评估护理过程,对比病人的实际反应和预期结果。

(2) 识别导致病人反应和预期结果有明显差异的原因。

(3) 修订护理计划以保证该计划以病人为中心,并能够保证病人的护理质量。

8.1.5　保持有效的沟通

【描述】重症监护护士通过与相关的卫生保健团队人员、家庭成员沟通来获得病人正确、全面的健康信息,包括口头和书面的。

【胜任的角色行为模式】

(1) 在紧急情况下立即报告病人健康情况的主要变化。

(2) 客观的、系统的监护和记录相关信息。

(3) 保证信息容易获得且方便检索。

(4) 进行有效的病人和家属的健康教育。

8.1.6　在紧急情况下的角色行为

【描述】当面对病人意想不到的病情变化时,重症监护护士应反应迅速,保持冷静、熟练从容的应对。

【胜任角色的行为模式】

(1) 论证 ICU 的应急知识,如医疗急症、民间灾害和医院的应急计划。

(2) 预见伴随特定疾病和(或)治疗规程可能出现的变化/合并症。

(3) 提供及时的和合适的复苏干预。

(4) 及时通知医疗小组关于病人病情恶化的情况。

(5) 当遭遇大规模紧急情况时,履行特殊小组的角色,提供安全、及时、有效的护理。

8.1.7　在 ICU 特定环境中论证专业知识和技能

【描述】ICU 护士在以下方面为病人提供有效和高质量护理。

【胜任角色的行为模式】

(1) 呼吸系统护理

① 了解呼吸系统的生理。

② 论证护理的能力

• 呼吸系统的评估;

• 呼吸监护:如临床观察,动脉血气,SpO_2(末梢血氧饱和度监测),呼气末二氧化碳;

- 呼吸道管理;

- 呼吸系统检查和治疗,如支气管镜、气管切开和肺部物理治疗。

③ 在以下情况为病人提供整体护理

- 胸外科手术前后;

- 急性,慢性急发,慢性呼吸功能失调;

- 呼吸器支持;

- 正在脱离机械呼吸器;

- 进行氧气治疗。

④ 在开始和紧急情况、复苏过程中协助医生,如气管内插管、气管切开术和胸腔引流管插入术。

⑤ 教育和监督病人及家属在家里进行氧气治疗。

(2) 心血管护理

① 了解心脏生理。

② 从以下方面论证护理的核心能力

- 心血管系统的评估;

- 心血管系统的检查;

- 心电图的解读;

- 血液动力学的监测,如动脉血压、肺动脉压力;

- 心脏药物的给予。

③ 为有下列情况的病人提供整体护理

- 心脏外科手术前后;

- 心律失常和心传导障碍;

- 心脏功能失常,如心肌梗死、心力衰竭和休克;

- 心血管支持治疗,如 IABP、心室辅助装置。

④ 在开始和心血管复苏时协助医生,如心脏起搏、心脏复律、除颤、心包膜穿刺、高级心脏生命支持。

(3) 神经系统护理

① 了解神经系统生理。

② 从以下方面论证护理的核心能力

- 神经系统评估；
- 神经系统检查。

③ 为下列病人提供整体护理

- 神经系统手术前后；
- 属于神经系统内科的异常；
- 颅内压监测中。

（4）肾脏（泌尿）系统护理

① 了解肾脏（泌尿）生理。

② 从以下方面论证护理的核心能力

- 肾脏功能的评估；
- 肾脏的检查；
- 血液生化的解读。

③ 为以下肾衰竭病人提供整体护理

- 腹膜透析；
- 血液透析；
- 连续肾脏替代疗法（CRRT）。

（5）胃肠系统的护理

① 了解胃肠道生理。

② 为以下病人提供整体护理

- 胃肠功能失调，如胰腺炎、肝衰竭；
- 胃肠手术前后；
- 胃肠急症，如胃肠道出血、食管静脉曲张出血；
- 进行不同检查操作时，如腹腔灌洗。

（6）内分泌系统的护理

① 对内分泌生理有一个了解。

② 为下列情况的病人提供整体护理

- 糖尿病急症，如糖尿病酮症酸中毒、高血糖、低血糖症；
- 甲状腺危象；

- 其他内分泌急症。

（7）围手术期护理

① 对不同类型的主要手术有一个了解。

② 为以下病人提供整体护理

- 不同种类手术前后；
- 带有伤口和引流。

③ 论证护理核心能力在疼痛评估和管理中作用。

（8）创伤护理

① 了解不同损伤的机制。

② 护理核心能力论证

- 一级和二级评估；
- 创伤病人病情稳定,安全转运；
- 急救和复苏规程。

③ 为不同种类的创伤病人提供整体护理。

（9）烧伤护理

① 了解皮肤的生理:对烧伤和吸入性损伤有关的伤害机制有一定了解。

② 在以下方面论证护理的核心能力

- 烧伤的评估；
- 烧伤的复苏,如:呼吸和循环；
- 烧伤伤口的护理。

③ 对烧伤病人提供整体护理。

④ 对病人进行长期皮肤护理的教育。

（10）器官移植护理

① 脑死亡的确认。

② 识别潜在的脏器捐献者。

③ 为以下病人提供整体护理

- 潜在的供给者；
- 肝脏移植病人围手术期。

④ 识别潜在的与脏器移植有关的危险,采取合适的行动。

(11) 感染控制

① 了解预防感染的原则。

② 遵循感染控制指导方针。

③ 在控制和预防感染上显现出的能力。

④ 监控病人治疗的依从性和有关的预后。

⑤ 为病人和亲属提高感染控制的健康教育。

(12) 心理、社会和精神方面护理

① 识别 ICU 病人及其家属的心理、社会和精神需求。

② 通过沟通交流和咨询展示护理能力。

③ 对悲痛和丧亲之痛的心理机制有所了解。

④ 提供心理护理、社会护理,如根据他们的需要为病人和家属提供音乐治疗、治疗性的触摸、放松治疗。

(13) 其他各种情况,为以下病人提供整体护理

- 用药过度;

- 血液系统衰竭;

- 产科急症;

- 儿科急症;

- 溺水;

- 热损伤、热休克、低温。

8.2　法律和职业道德实践

8.2.1　履行法律赋予的责任和作为病人权利的拥护者

【描述】ICU 护士行为标准应与影响护理实践的常规法律、法规和规则相一致。

【具备护理核心能力的行为】

(1) 遵守相关法规和对组织机构有法律效力的规则,如香港护理专业行为准则,病人病情、个人资料隐私条例。

(2) 遵循无伤害原则。

(3) 熟悉脏器移植的法律规程,做好脏器的保存管理和家属的

支持。

（4）保证在进行护理和医疗治疗前获得知情同意书，特别是当病人和家人没有完整的信息去做最终决定时。

（5）给病人/家属做全面的解释，促使他们做出负责的选择。

（6）履行法律的义务，保持护理记录的清楚、正确，有日期和签名。

（7）如果委派的工作或职责让护士意识到自身的局限性，寻求有经验者的建议和监督。如告诉有经验护士，没有照顾 CRRT 病人的经验和能力。

（8）报告任何对病人的生理、心理健康和社会健康及康复锻炼过程中有负面影响的环境问题。

8.2.2　遵循职业道德准则及其在实践中的体现

【描述】ICU 护士先于别人将理论赋于实践时，必须遵守职业行为规范，遵守（病人）自主决定原则、（对病人）有利原则和（对病人）公正原则。他/她能对自己的职业行为、职业判断和行为后果负责。

【具备护理核心能力的行为】

（1）在执行重症护理实践，进行独立合理的临床判断时，应符合职业道德规范。

（2）对于道德难题，有和他人公开讨论接受不同观点的意识。

（3）对于所有不符合道德规范造成的突发事件应向负责人员汇报。

8.3　团队工作

8.3.1　保持团队凝聚力

【描述】ICU 护士应维持 ICU 团队的凝聚力。为了治疗的共同目的，团队成员在工作时应和谐有效地合作。

【具备护理核心能力的行为】

（1）开展不同形式的临床讨论，目的是为病人的护理管理提供专业指导，如个案讨论和危险管理讨论。

（2）倡导团队工作者参与多元化的业务活动，以提高自身的业务水平。

（3）寻求参与多功能、多学科的合作机会。

8.3.2 维持一个具有凝聚力的护理团队

【描述】ICU护士应和护理同伴建立和维持一个和谐的工作关系。

【具备护理核心能力的行为】

（1）显示出团队的概念。

（如：讨论团队的发展动态，参与团队不同阶段的建设：形成、酝酿、规范和执行）。

（2）对团队的架构、功能和团队合作的目的有一定的理解。

（3）对团队中不同角色和共同目的有一定的理解。

（4）主动参与团队的讨论，达到团队合作的目的、目标。

（5）当有需要时，愿意分担相应的工作。

（6）参与各种危重护理相关的行动，如CQI设计项目、研究、感染调查。

8.4 护理管理

8.4.1 机构的管理

【描述】ICU护士理解在ICU工作中的任务和核心价值。达到ICU工作的目标。

【具备护理核心能力的行为】

（1）显示出在（护理）管理工作中的专业知识。

（2）将核心信念和目标运用到日常工作中。

（3）遵循相关的方针、程序和草案。

（4）参与科室提议的制定。

（5）加强和发展重症监护护理，以利配合快速发展的现代科学技术。

（6）最大限度有效的利用资源。

8.4.2 下属的管理

【描述】ICU护士可以通过激发、训练、授权和监督下属的工作程序和操作技能以达到目标。

【具备护理核心能力的行为】

（1）指导布置（工作）任务的基本方法，激发下属通过考核，达到目标；当他们的建议合理时，思考和接受；并应用于实践。

（2）根据下属的能力和工作经验（授权）安排任务，以利于在危机管理中能立即进行重症护理。

（3）鼓励下属参与专业活动，激励他们对重症护理的革新。

8.4.3 协助保持舒适的（有利的）工作环境

【描述】ICU护士履行协助维持舒适的工作环境的行为。

【具备护理核心能力的行为】

（1）为最大限度地保持重症护理的质量，创造一个舒适的环境。

（2）在卫生保健小组、病人和亲属间建立有效的反馈。

（3）做好职业健康和安全的维护，预防职业损害。

（4）在部门间，各医院间建立有效的联系，分享不断更新的专业信息和不同的经验。这样才能使（我们的）科室不断适应外界的变化。

8.5 专业的发展

8.5.1 在临床环境中促进护理知识的发展

【描述】ICU护士应率先支持和进行提高高层护理知识的活动。

【具备护理核心能力的行为】

（1）发展必须的技能和主动的提高护理的有效性；为护理的进一步发展寻求机会，为其应对发展和培训的需求做好准备。

（2）掌握护理知识应提高的领域，如丧亲之痛护理的咨询和沟通技巧。

（3）促进学习者达到其培训和发展的需求。

（4）进行在职指导培训，主动参与培训指导的活动。

（5）指导新护士，提醒他们ICU病人的特殊护理要求。

（6）学习吸收循证研究的结果，以利于进一步提高临床实践。

（7）支持和参与护理研究。

（8）分享和宣传循证研究的结果。

（9）和同仁分享临床经验和知识。

（10）将理论知识付诸实践。

8.5.2　提升 ICU 护士的专业形象

【描述】ICU 护士积极、主动参与护理专业有关的活动,如 ICU 会议、学习小组、课程,提高护理专业形象。

【具备护理核心能力的行为】

（1）在卫生保健团队中,维护护理专业性。

（2）对公众健康的提升和维护给予关注。

（3）具有专业知识,有能力,可以依赖,有责任感,富有同情心,能应用批判性思维进行护理以达到目标。

（4）支持专业组织举办的活动,如微型教学和临床经验分享会议。

（5）促进专业团队凝聚力的能力。

（6）维护护理专业集体的利益。

（7）不断提高护理质量。

8.6　个人的专业发展

评估自身的护理实践和知识,以提高个人技能

【描述】ICU 护士不断地对提高自身专业能力的意识进行自我评估。为了保持和达到特殊护理实践的标准和护理趋势,需要不断更新护理知识。

【具备护理核心能力的行为】

（1）使用专业权威的实践标准评估自身的实践。

（2）在急诊环境,对接受不同治疗模式的病人实施熟练的护理,从而达到预期的目的和预防效果,尽可能减少损害。

（3）意识到个人的优点和局限,以及提高护理知识的重要性。

（4）寻求额外的信息/机会,提高个人技能和素质,如参加课程/研讨会,当遇到不熟悉的临床环境并且没有先例时,读相关课程的书籍。

（5）制定个人发展计划,包括参加在职 ICU 课程、ICU 学科会

议、海外 ICU 会议、ICU 教育计划,阅读有关 ICU 的期刊和文献。

（6）和护理同仁分享最新的 ICU 护理知识和实践。

9. 重症监护护理实践标准

重症护理的特殊性定义:为重症病人或有威胁生命疾病的病人提供支持和管理。重症护理的目标是通过提供高质量的个人护理,提高重症病人和家属的最大适应能力,使得重症病人不仅可以适应生理功能的障碍,而且可以适应重症监护室的心理压力。为了达到这一的目标,护理标准必须成为监督和提高重症监护实践质量的指导。

护理标准为重症监护的护理质量提供了测量尺度,并且为辨别具有特殊护理竞争力的重症监护护士提供了标准。这个程序标准为重症监护护理实践提供了具体的指导,包括使用合适的行为进行日常的护理。

以下 15 项护理标准是重症监护室标准的护理规范,是重症监护护士如何提供高质量护理的指导,摘自于香港护理学院重症监护特殊质量委员会发表的《重症监护实践标准》(2002)。

（1）重症监护护士行为标准和法律常规、法律条文、组织规范、相关护理法律相一致。

（2）重症监护护士提供 24 小时全天候的满足病人个体需求的护理。

（3）重症监护护士能胜任并执行现在的重症护理。

（4）重症监护护士提供的护理是符合职业道德标准的。

（5）重症监护护士表现出对其专业的判断和行为负责任的态度。

（6）重症监护护士为病人、探访者和其他人创造与维持一个安全的环境。

（7）重症监护护士管理重要仪器,为病人提供即刻需要的护理服务和供给。

（8）重症监护护士保护病人,防止其因环境因素而引发感染。

（9）重症监护护士能正确、持续、系统的对病人进行健康评估。

（10）重症监护护士能阐明护理诊断,在优先考虑病人的需求基础上识别病人的问题。

（11）在与护理诊断/病人问题一致情况下,重症监护护士鼓励病人、家属和其他卫生保健人员参与护理。

（12）重症监护护士为达到预期目标,修订护理计划。

（13）重症监护护士以清晰、系统和动态的方式对护理的结果进行评价。

（14）重症监护护士履行健康教育,目的是为了维护和提升健康。

（15）重症监护护士应提高自身和他人的专业发展。

建议将标准 9～13 放在一起阅读,因为这些描述了护理模式各步骤的联系,是用于体现护理实施的能力标准的。

这种"结构—程序—结果"的模式正在被应用,用于强调护理管理系统、护理行为、护士与护理接受者间的相互作用,以及护理实施的结果。

9.1 标准陈述 1

重症监护护士行为应与宪法、常规法律条款、各组织（医院,部门）规范,相应护理法律条例相一致。

【结构标准】

（1）香港护理理事会制定的香港护士专业行为准则。

（2）组织机构的规范准则。

（3）由医院当局设定的病人准则（注:病人的权利以及对治疗护理的期望值）的划定。

（4）个人资料隐私条例。

（5）护士注册条例,其中包含注册和执照护士的注册、训练规程、规范准则等内容。

【程序标准】

（1）可以使用相应的条例和规范准则。

（2）根据当前的护理注册条例进行注册。

（3）根据法律履行护理职责。

（4）根据规范准则、法规、相关方针和程序进行护理实践。

（5）根据病人准则、《个人资料隐私条例》，在实施护理时维护病人的权利、隐私、利益和需求。

（6）保证在执行护理程序和治疗之前得到病人（家属）的知情同意。

（7）依据法律书写相应的护理文件，并保持护理文件的清晰及法律的有效性。

【结果标准】

（1）病人/家属陈述自己的权利被保护。

（2）病人的隐私未被侵犯。

（3）病人对法律赋予他们的治疗和服务质量表示满意。

（4）清晰、正确的书写护理文件，保证其法律的有效性。

9.2　标准陈述 2

重症监护护士提供 24 小时全天候的、满足病人个体需求的护理。

【结构标准】

（1）建立明确的护士选拔政策。

（2）使用合理的人力资源指导安排工作。

（3）保证任何时间都有具备合适资质的护士执行重症护理。

（4）有应急计划。

【程序标准】

（1）表现出的知识和责任符合病区的规定、政策和程序。

（2）为患者提供 24 小时最佳护理，合理调配护理人员。

（3）持续的实践重症护理。

【结果标准】

（1）有文件证据证明危重病人受到持续高质量的重症护理。

（2）人力资源足够保证每日病人护理的需求。

9.3　标准陈述3

重症监护护士能胜任并执行现在的重症护理。

【结构标准】

(1) 重症监护护士有重症护理的专业知识。

(2) 重症监护护士有评估病人需求,计划、执行和评价护理的专业知识和技能。

(3) 在 ICU 中,始终有一位护理专家。

(4) 有提供继续教育的机制。

(5) 有监督 ICU 护士资格能力的系统。

【程序标准】

(1) 根据组织机构的需求和护理注册条例,维持护理实践和专业行为的标准。

(2) 为重症护理需求提供心理活动及技能支持。

(3) 通过教学计划、临床监督和研究活动分享知识和经验。

(4) 将有效的人际技能应用于与病人、家属沟通中。

【结果标准】

(1) 通过他/她的知识和经验,验证 ICU 护士资质能力。

(2) 有书面文件证据证明实施的护理是按照病人个体的评估、计划、执行和评价进行的。

9.4　标准陈述4

重症监护护士提供的护理是符合职业道德标准的。

【结构标准】

(1) 病人和家属能得到关于他们权力和责任的信息。

(2) 建立一个机制,能分析和解决在重症护理的职业道德中存在的问题。

(3) 一份香港护士专业行为的准则。

(4) 一份个人资料隐私条例。

(5) 有关于护理职业道德的书籍、期刊和培训计划。

【程序标准】

(1) 遵循香港护理理事会制定的香港护士专业行为的准则。

(2) 当护理病人时,尊重病人的尊严。

(3) 尊重病人的权利和需求。

(4) 适宜的维护病人的隐私和信息。

(5) 告知和支持病人有利于自己健康的决定。

(6) 诚实地承认个人的任何知识和技能的局限性,通过改进弥补不足。

(7) 向相关人员汇报不符合道德规范引起的突发事件。

【结果标准】

(1) 病人/家属陈述他/她的权利和尊严受到保护。

(2) 病人/家属陈述他/她被正确地告知和支持自己所做决定。

(3) 所有的不符合道德规范引起的突发事件都被上报和记录。

9.5 标准陈述 5

重症监护护士表现出对他/她专业判断和行为负责的态度。

【结构标准】

(1) 有重症监护的信念。

(2) 病区有客观的(护理)目标指导护士的行为。

(3) 医院有被核准的方针和职工操作程序指南。

(4) 有一个保证护理实践合格的机制。

(5) 有一个保证安全护理实践的检查体系。

【程序标准】

(1) 履行为危重病人提供安全护理的责任。

(2) 有责任澄清和阐明不清楚的指导以及不合适的干预。

(3) 根据医院和专业组织机构的指南和草案进行实践。

(4) 定期检查护理实践。

(5) 根据对危重病人的连续监测和循证护理实践,能独立进行合理的临床判断。

(6) 意识到自己资质水平和局限性,寻求自我发展的合适计划。

【结果标准】

(1) ICU 护士能通过合理的判断和行为证明自己的能力。

(2) 没有不符合专业操守的行为被上报。

9.6 标准陈述 6

ICU 护士为病人、探视者和其他工作人员创造和维持一个安全的环境。

【结构标准】

(1) 有书面的政策和规程来降低环境危害的危险性。

(2) 有政策保证人员知道如何正确使用新的器材。

(3) 有职业安全健康条例和规则。

(4) 有操作规程指南。

(5) 有上报和检查突发事件的机制。

(6) 重症监护护士遵循危重病病人给药的管理相关规则和规范条例。

(7) 有相应人员随时为重症监护人员提供咨询服务和安全用药的建议。

【程序标准】

(1) 执行得到认可的相关政策,将环境中的危险因素最小化。如政策和规程必须包括预防火灾和生物药物危害。

(2) 具备预防火灾和生物药物危害的知识,并具有预防的责任心。

(3) 阶段性评估危害的控制和预防措施的有效性。

(4) 通过计划和对病区单元的设置以保证病人的安全

- 病人的单元间空间合适,允许可能要使用的仪器放置;
- 有合理的空间辅助区域;
- 合理的电源插座;
- 适当的照明;
- 合理的安全出口;
- 窗户,钟表,日历;

- 下水道和水槽；
- 生命支持系统，包括医用氧气、吸引出口、备用电源；
- 急救铃系统；
- 辅助照明系统。

（5）报告任何可能对病人、探访者、医院工作人员造成危险的环境和环境缺陷。

【结果标准】

（1）将发生意外事件的可能性最小化。

（2）危险的意外事件被上报和记录。

（3）为病人、探访者和医院工作人员提供和维持一个安全的环境。

9.7　标准陈述7

ICU护士管理所有重要仪器的使用，能随时为病人提供紧急护理和资源供应。

【结构标准】

（1）建立一个常规重要和紧急使用仪器的装置，定期检查。

（2）保证服务供给。

（3）配备紧急使用的仪器、药品的供应，确保准备完好，处于备用状态。

（4）有可使用的关于采购、准备、使用、清洁和维护的政策和指南。

（5）有可使用的ICU物品放置，监管，替换器材、药品，以及供给的政策。

【程序标准】

（1）参与建立书写有关于物品放置，监管，替换物品、药品和供给需要的政策和规程。

（2）定时检查所有器材的储备。

（3）保证所有必需的器材处于工作安置状态并能及时供给。

（4）熟悉医院各种可供使用的服务，如在紧急情况下的检验科和药房服务。

【结果标准】

(1)预防由于仪器故障对病人造成的危害。

(2)预防由于服务和供给不足对病人造成的危害。

(3)有书面的文档记录所有仪器定期检查功能的情况。

9.8　标准陈述8

ICU护士保护病人,防止其因环境因素而引发感染。

【结构标准】

(1)有书面的感染控制政策。

(2)当有情况干扰时,为ICU所有护士提供预防接种。

(3)提供关于在工作时的感染控制实践程序。

(4)为普遍的预防提供必需的保护装置。

(5)建立一个由ICU人员和感染控制科室组成的标准工作小组进行感染控制。

(6)建立一个动态的上报、检查和评估感染事件的系统。

【程序标准】

(1)了解各种需要隔离和预防感染的情况。

(2)遵守制定的关于感染控制政策、规程和指南。

(3)定期检查和修正感染控制的政策和规程。

(4)和感染控制护士合作,控制感染。

【结果标准】

(1)控制感染的爆发。

(2)ICU的感染率减少或维持在一个低的水平。

(3)减少的感染事件被上报和记录。

9.9　标准陈述9

重症监护护士能为病人进行正确的、连续的和系统的健康评估。

【结构标准】

(1)有ICU护士为病人进行健康评估的指南。

(2)有一个被认可的指导护理实践的概念模式。

（3）有健康评估表格来记录病人的信息。

（4）有经验的人员可随时为缺乏经验的人员在进行健康评估时提供建议。

（5）ICU护士能够运用专业知识和技能进行体格检查和心理、社会评估。

【程序标准】

（1）从入院开始连续不断地进行资料收集。

（2）收集主观和客观资料以决定病人的需求。

（3）系统地收集资料,保证评估的完整性。

（4）使用正确的体格检查技巧收集资料。

（5）通过与病人/家属有效沟通,收集心理、社会主观资料。

（6）通过病人以往(医疗)记录收集相关资料。

（7）记录所有病人的资料。

（8）定期/当必须时,更新病人资料。

（9）保证病人相关资料可以被所有健康卫生保健人员了解。

【结果标准】

（1）可以进行准确、连续、系统的病人评估。

（2）可以识别病人的生理、心理、社会和精神需要,并有记录的证据。

（3）ICU护士了解自己护理的每个病人现在的情况。

（4）对每个病人的资料进行不断更新。

9.10 标准陈述10

ICU护士可以系统地阐明护理诊断/在优先考虑病人需求的基础上,识别病人面临的健康问题。

【结构标准】

（1）有依据可供用于规范制定护理诊断/鉴别病人的问题。

（2）建立指南用于制定护理诊断/识别病人的问题。

（3）ICU具有有经验的工作人员为护士制订护理诊断和鉴别病人的健康问题提供建议。

（4）ICU 护士能运用知识和技能制定正确的护理诊断/识别病人的问题。

【程序标准】

（1）运用收集的资料建立病人现存和潜在的问题/需求。

（2）与病人、家属和其他卫生保健团队人员合作，识别病人的问题/需求。

（3）依据护理教育、经验、能力和责任感，制定护理诊断/识别病人问题。

（4）根据对病人现存的/潜在的威胁建立优先解决的问题/需求。

（5）在病人记录里优先记录护理诊断/病人的问题。

（6）当病人情况改变时，及时更新护理诊断/病人问题。

【结果标准】

有书面记录证明护理诊断被确定。根据优先解决的需求，识别病人的问题。

9.11　准则陈述 11

依据护理诊断/病人问题，ICU 护士应与病人、家属和其他卫生保健团队人员合作共同制定护理计划。

【结构标准】

（1）有护理计划的信息和参考文献供使用。

（2）有经验的人员可为护士在制定护理计划时提出指导建议。

（3）ICU 护士能运用知识和技能设计符合病人需求的护理计划。

（4）有一个经认可的护理计划实施模式可使用。

【程序标准】

（1）有目标针对每个护理诊断/病人问题。

（2）当任何时候需要时，护理计划需符合护理干预，护士与病人、家属和其他卫生保健人员合作。

（3）设计一个适合个体的护理计划。

（4）与相关人员共同商讨护理计划。

（5）更新的护理计划、护理行为应与病人变化的健康状况一致。

（6）根据病人的病情变化不断调整护理措施。

（7）通过不断审视护理行为，评估护理计划。

（8）在病人的记录里记录护理计划。

【结果标准】

（1）护理计划反映了病人的（健康）问题/需求。

（2）护理计划反映了护理干预的有效性。

9.12　标准陈述 12

ICU 护士执行计划的护理，以达到预期目标。

【结构标准】

（1）ICU 护士具有执行护理计划的知识和技能。

（2）建立护理和实践的标准。

（3）有经验的人员可为执行的护理提建议。

（4）有合适的仪器供执行护理计划使用。

（5）有保证连续护理的政策。

【程序标准】

（1）根据动态的环境，使用被认可的计划进行护理干预。

（2）根据标准和草案执行护理。

（3）和病人、家属和其他卫生保健人员合作共同执行护理计划。

（4）能有条理地、人道主义地执行护理计划。

（5）具备能将现代科学理论、科技、心理学等多种知识相结合的能力。

（6）提供护理参与，预防并发症，发现威胁生命的情况。

（7）提供适合个人的连续护理，达到预期目标。

（8）在护理记录里记录干预措施。

（9）根据病人情况进程评价和修订干预。

【结果标准】

（1）执行被认可的护理计划。

（2）保留病人个体的护理干预记录。

（3）达到为病人制定的预期目标。

9.13　标准陈述 13

ICU 护士可以清晰地、系统地、动态地评估护理计划进行的结果。

【结构标准】

（1）ICU 护士能运用知识和技能对实施的护理计划进行评价。

（2）在护士对实施的护理结果进行评价时，有有经验的人员给予建议。

（3）有一个连续评价病人对护理反应的反馈机制。

【程序标准】

（1）能及时地通过收集的资料对干预的结果进行评估。

（2）对比病人的反应和预期目标。

（3）能分析造成病人反应和预期目标明显差距的原因。

（4）在评价的基础上，回顾和修订护理计划。

（5）在病人病历上记录评价的结果。

【结果标准】

评价和记录实施的护理。

9.14　标准陈述 14

ICU 护士通过健康教育提升和维持健康。

【结构标准】

（1）针对 ICU 环境建立一个教育的体系。

（2）创造一个最佳学习环境。

（3）建立一个评估病人/家属需求的手段。

（4）设计用于提升和维持健康的计划。

（5）重症监护护士有能力进行健康教育。

【程序标准】

(1) 根据病人/家属文化水平修订健康教学方法。

(2) 评估病人/家属的学习能力或任何学习障碍。

(3) 与病人和家属建立良好的关系。

(4) 为了提高和维持健康,帮助病人建立短效和长效的目标。

(5) 计划和执行适合个人的健康教育活动。

(6) 为病人和家属提供提高和维持健康的教育信息。

(7) 帮助推动病人/家属遵循健康教育。

(8) 记录教育和学习进展。

(9) 评估健康教育的有效性,必要时修改方法。

【结果标准】

(1) 病人对健康的提升和维持表现出积极的态度。

(2) 病人/家属对教育的内容能理解,有书面记录。

9.15　标准陈述 15

ICU 护士的行为有利于提高自己和他人在护理专业的发展。

【结构标准】

(1) 建立一个为护士提供连续的专业发展机会的系统。

(2) 建立一个客观的成绩评价系统。

(3) 提供关于重症监护护理的专业期刊和教科书。

(4) 提供一个促进护理科研和高等护理实践的机制。

【程序标准】

(1) 定期检查回顾为专业发展设置的目标。

(2) 参加继续教育规划,更新重症监护知识和技能。

(3) 通过教学活动和临床监管促进专业发展。

(4) 参与临床护理研究并将依照以证据为基础的护理实践应用于临床。

(5) 参与和提升专业护理组织的活动。

【结果标准】

(1) 病人得到以现在科学知识和研究结果为基础的高质量

护理。

(2) 重症监护护士完成护理继续教育规划,能承担专业发展的义务。

(3) 培养和尊重重症监护护理专家。

10. 重症监护护理实践规程的标准

香港重症护士协会(HKACCN)为重症护理制定的护理规程标准,在卷 1(重症监护)中,重症护理规程根据以下身体功能系统分类。经 HKACCN 的同意,我们的工作小组将内容修订如下:

10.1 分类 A:呼吸系统	
10.1.1 *支气管镜检查	10.1.12 放置胸腔引流管
10.1.2 *胸腔引流管和引流装置	10.1.13 拔除胸腔引流管
10.1.3 *持续脉搏血氧含量监测	10.1.14 插入口咽通气道
10.1.4 *持续呼气末二氧化碳流量监测	10.1.15 插入鼻咽通气道
10.1.5 *气管内插管	10.1.16 诱导肺活量测量仪的使用
10.1.6 *气管内插管的护理	10.1.17 鼻导管吸氧
10.1.7 *手控呼吸器(简易呼吸球囊)	10.1.18 氧气面罩的使用
10.1.8 *间歇正压通气的管理	10.1.19 最大呼气流量测量
10.1.9 *气管切开置管/气管插管吸引(常规技术)	10.1.20 气管切开术
10.1.10 *气管切开置管/气管插管吸引(密闭式装置吸痰技术)	10.1.21 气管导管气囊压力的测量
10.1.11 口咽和鼻咽通气道的吸引	10.1.22 最大肺活量测定

10.2　分类 B：心血管系统			
10.2.1	＊动脉血压监测(有创血压)	10.2.11	中心静脉管置入
10.2.2	＊持续 ECG 监测	10.2.12	中心静脉置管拔除
10.2.3	＊中心静脉压测定(CVP)	10.2.13	心输出量监测(热稀释法)
10.2.4	＊心脏除颤	10.2.14	肺动脉压监测(PA)
10.2.5	＊主动脉内球囊反搏的护理管理(IABP 管理)	10.2.15	经静脉心脏起搏
10.2.6	＊经皮冠状动脉介入术病人的术后管理(PCI)	10.2.16	经皮心脏起搏
10.2.7	置入动脉导管(有创动脉血压监测)	10.2.17	＊埋藏式心脏复律器(ICD)
10.2.8	拔除动脉导管	10.2.18	＊12 导联心电图
10.2.9	心包穿刺术	10.2.19	＊急性心肌梗死的溶栓治疗
10.2.10	心脏复律	10.2.20	＊心脏移植病人术后管理
10.3　分类 C：泌尿系统			
10.3.1	经皮植入尿管病人的护理(膀胱造瘘病人的护理)	10.3.4	腹膜透析管插入的护理
10.3.2	血液透析病人的护理(HD)	10.3.5	腹膜透析病人的护理(PD)
10.3.3	(A) 联机血液透析治疗(HF)　(B) 连续肾脏替代治疗(CRRT)	10.3.6	腹膜透析病人通路的护理
10.4　分类 D：神经系统			
10.4.1	＊颅内压监测(ICP)		
10.5　分类 E：其他			
10.5.1	腹内压监测(IAP)	10.5.2	保温毯和降温毯的使用

　　＊ 标准前 ＊ 标出的是重症监护环境中较不特殊的,从 2003 年开始,ICU 护士将制定出的审核工具在 ICU 中进行审核。

10.1 分类 A:呼吸系统

10.1.1 支气管镜检查

【标准描述】

病人需要进行支气管镜检查,且检查过程是安全和有效的。

【程序标准】

(1) 向病人/家属解释原因、程序和潜在并发症。

(2) $ETCO_2$ 监测病人护理。

① 为支气管镜检查准备所需的无菌器械。

② 运用标准预防措施,处理分泌物。

③ 遵医嘱调整氧流量。

④ 遵医嘱给予镇静剂或局麻药。

⑤ 必要时使用相应方法,阻止嘴部运动。

⑥ 协助医生行支气管镜检查。

(3) 在整个过程中观察血液动力学改变和呼吸状况。

(4) 器械要经过严格的消毒。

(5) 如果需要,应正确采集标本并做好标识。

(6) 观察、记录和汇报病人的病情及给予的护理。

【结果标准】

(1) 支气管镜检查安全有效。

(2) 及时发现并发症并采取有效措施。

(3) 正确记录护理过程并保存。

10.1.2 胸腔引流管和引流装置

【标准描述】

通过密闭式引流装置安全,有效地引流出病人胸腔积液/积气。

【程序标准】

(1) 向病人/家属解释原因、程序、潜在的并发症及维持胸引装置有效功能的重要性。

(2) 遵循密闭式胸腔引流管的护理指南和注意以下重要内容:

① 维持胸腔引流装置的有效性,必要时根据医嘱连接负压

吸引。

③ 正确固定胸引管。

④ 维持引流装置的密闭性。

（3）遵循标准预防,处理血液和体液。

（4）协助病人做咳嗽、深呼吸锻炼。

（5）评估病人疼痛水平,必要时给予止痛剂。

（6）评估病人呼吸型式。

（7）观察、记录和报告引流液的量和性质。

（8）观察并发症并给予合适的干预措施。

（9）观察、记录和汇报病人的病情及给予的护理。

【结果标准】

（1）病人的胸腔积液、积气被有效地引流。

（2）保持引流装置密闭性。

（3）正确记录。

10.1.3　持续脉搏血氧含量监测

病人需要连续脉氧检测,正确的进行末梢血氧饱和度监测,从而反应病人的氧合状态。

【程序标准】

（1）向病人/家属解释原因、程序和潜在的合并症。

（2）遵循连续脉搏血氧含量监测操作指南,并注意以下重要内容:

① 选择合适尺寸的传感器。

② 将传感器置于有合适血液灌注的部位,定时更换监测部位。

③ 分辨人为造成的波形改变/低灌注状态。

（3）采取安全措施防止潜在的电流伤害。

（4）观察、记录病人的氧合状态和临床体征。

（5）观察、记录和汇报病人反应及给予的护理。

【结果标准】

（1）正确、连续地监测病人的脉搏血氧饱和度。

（2）及时发现潜在并发症,根据情况采取正确措施。

（3）正确记录并保存。

10.1.4 持续呼气末二氧化碳流量监测

【标准描述】

使用呼吸器的病人连续监测呼气末二氧化碳流量（$ETCO_2$）,及时发现肺泡通气量的改变。

【程序标准】

（1）向病人/家属解释原因、程序和潜在的合并症。

（2）遵循 $ETCO_2$ 监测病人护理指南和注意以下重要内容：

① 正确连接 $ETCO_2$ 传感器装置。

② 将 $ETCO_2$ 监测装置和病人端紧密、正确连接。

③ 当需要时,进行定标。

④ 正确设置报警。

（3）如果 $ETCO_2$ 被污染,及时予以清洁。

（4）观察病人任何的异常情况。

① $ETCO_2$ 的值和波形。

② 动脉血气。

③ 生命体征和精神状态。

（5）观察、记录和汇报病人反应及给予的护理。

【结果标准】

（1）及时发现病人的肺泡通气改变。

（2）正确记录并保存。

10.1.5 气管内插管

【标准描述】

病人需要气管内插管时,正确插入气管插管并维持病人气道开放。

【程序标准】

（1）向病人/家属解释原因、程序和潜在并发症。

（2）遵循气管内插管指南,注意以下重要内容：

① 准备一个合适型号的气管插管,进行气囊漏气实验。

② 确保喉镜的功能和其他必要设备完好处于备用状态。

③ 取出义齿。

④ 当需要时准备镇静剂和肌肉松弛剂。

⑤ 给病人 100%氧气。

⑥ 安置病人于合适体位。

⑦ 如果需要,向下按压环状软骨。

⑧ 提供连续的 SaO_2/SpO_2 检测。

(3) 经过确认插管在位后,正确固定并保持气管内插管在位。

(4) 需要时给予吸引。

(5) 观察病人的呼吸和血液动力学状况。

(6) 观察、记录和汇报病人的反应和给予的护理。

【结果标准】

(1) 正确插入气管插管。

(2) 维持病人的气道开放。

(3) 病人未发生误吸、气管插管移位等并发症。

(4) 正确记录并保存。

10.1.6　气管内插管的护理

【标准描述】

维持气管插管的病人人工气道开放,使并发症降至最低。

【程序标准】

(1) 向病人/家属解释原因、程序和潜在并发症。

(2) 遵循气管内插管护理指南和注意以下重要内容:

① 观察气管插管刻度(通常成人在门牙处为 20~24 cm)或运用其他的手段(如胸片)。定期评估气管内插管的位置。

② 确保气管内插管在位,使用胶布及绳带等方法固定气管导管,或其他商用产品预防管道移位。

③ 需要时进行口咽和气道内吸引,清洁气道。

④ 必要时/定期检查气囊压力。

（3）观察病人的任何异常。

* 呼吸型式；

* SaO_2/SpO_2 水平；

* 吸引物的性质；

* 生命体征和一般情况。

（4）早期发现：

① 气管内插管相关的并发症。

* 扭转打折；

* 堵塞；

* 移位。

② 压力造成的嘴角和舌头破溃。

（5）观察、记录和汇报病人的反应及给予的护理。

【结果标准】

（1）维持病人的气道开放。

（2）未发生并发症/发生减至最低，如嘴角的压伤、气管插管的移位、阻塞。

（3）正确记录并保存。

10.1.7 手控通气器（简易呼吸球囊）

【标准描述】

病人需要呼吸器时，使用简易呼吸球囊（BVM）辅助呼吸，改善病人的通气及氧合。

【程序标准】

（1）保证呼吸囊装置处于功能状态。

（2）保证氧气流量表处于功能状态。

（3）保证护理人员有相关的基础知识和技能。

（4）评估病人的情况和手控通气的需求。

（5）向病人/家属解释原因、程序和潜在的并发症。

（6）遵循呼吸球囊及其装置的使用指南和需要手控通气病人的护理。

（7）遵循感染控制指南,注意以下重要内容：

① 选择合适尺寸的面罩,正确连接呼吸囊装置。

② 保证通畅的氧气流量的供给。

③ 通过检查观察手控通气的有效性

- BVM 装置没有漏气声音；

- 气体进入状况好；

- 合适的胸部起伏；

- 最佳的 SaO_2/SpO_2 水平。

（8）观察病人的任何异常和潜在的危险,如：

- 通气不足/过度；

- 加重上呼吸道异物堵塞；

- 胃部的胀气；

- 反流和肺部误吸。

（9）保证护理人员有相应的基础知识和技能。

（10）床旁备插管用物。

（11）观察、记录和汇报病人的反应和给予的护理。

【结果标准】

（1）维持病人呼吸道开放。

（2）病人的氧合状况有改善。

（3）正确记录并保存。

10.1.8　间歇正压通气的管理(IPPV)

【标准描述】

通过间歇正压通气改善病人的通气及氧合,且并发症减至最低。

【程序标准】

（1）保证呼吸机和管路处于功能状态。

（2）确保护理人员有相关的基础知识和技能。

（3）向病人/家属解释原因、程序和潜在的并发症。

（4）遵循间歇正压通气指南和机械通气病人的护理,注意以下原则：

① 病人的安全

- 进行呼吸机的功能测试；

- 对潜在的气体(氧气、二氧化碳等)和电力的伤害采取安全措施；

- 保障气管插管和呼吸机管路的安全；

- 设置合理的安全报警限值。

② 气道的护理

- 维持气道的开放；

- 提供合适的湿化；

- 保证正确的气管插管位置；

- 定期/必要时监测气囊压力。

(5) 遵循感染控制指南。

(6) 观察病人的生命体征、呼吸型态、呼吸力学参数、呼吸机和氧合状况。

(7) 观察病人任何异常：

① 肺换气不足/过度通气。

② 血流动力学不稳定。

③ 持续的高气道峰压。

④ 低呼气量。

⑤ 神经状态改变。

(8) 检查机器的故障。

(9) 观察、记录和汇报病人的反应及给予的护理。

【结果标准】

(1) 病人的呼吸和氧合状态改善。

(2) 病人在使用间歇正压通气时未出现合并症/合并症降至最低,如肺通气不足/过度通气至气压伤。

(3) 正确的记录并保存。

10.1.9 气管切开置管/气管插管吸引(常规技术)

【标准描述】

清除呼吸道分泌物,保持呼吸道通畅,将发生并发症的危险降至最低。

【程序标准】

(1) 评估病人的情况和吸引的需求。

(2) 向病人/家属解释原因、程序和潜在的吸痰的并发症。

(3) 遵循气管插管吸痰护理指南,注意以下重要原则:

① 病人吸痰前后给予氧化,预防吸痰引发的低氧血症。

② 使用合适尺寸的吸痰管。

③ 遵循无菌操作原则。

④ 在管道插入的过程中不带负压。

⑤ 在退管时,间歇地维持中等适度的吸引压力。

⑥ 吸引的时间小于 $10\sim15\ \mathrm{s}$。

(4) 观察病人的任何异常

① 呼吸型态。

② 吸引物的性质。

③ SaO_2/SpO_2 水平。

④ 生命体征和一般情况。

(5) 观察、记录和汇报病人的反应及给予的护理。

【结果标准】

(1) 病人气道保持开放状况。

(2) 正确记录并保存。

10.1.10 气管切开置管/气管插管吸引(密闭式装置吸痰技术)

【标准描述】

清除呼吸道分泌物,保持呼吸道通畅,将发生并发症的危险降至最低。

【程序标准】

(1) 评估病人的情况和吸痰的需求。

（2）向病人/家属解释原因、程序和吸痰的潜在并发症。

（3）遵循密闭式吸痰护理指南,注意以下的原则。

① 病人吸痰前后给予氧化,预防吸痰引发的低氧血症。

② 将吸痰管插入适宜的深度,按下控制阀进行吸引(中等吸引压力)。

③ 温柔地推出吸痰管,直至可以看到吸痰管完全退出气管导管。

④ 冲洗吸痰管道

• 使用 10 ml 注射器准备冲洗液(生理盐水);

• 连接注射器和冲洗端口;

• 缓慢地将冲洗液打入;

• 同时按压控制阀;

• 边冲洗边吸引管道直至干净。

（4）观察病人的任何异常

① 呼吸型态。

② 分泌物的性状。

③ SaO_2/SpO_2 水平。

④ 生命体征和一般情况。

（5）观察、记录和汇报病人的反应及给予的护理。

【结果标准】

（1）病人气道保持开放状况。

（2）正确记录并保存。

10.1.11　口咽和鼻咽通气道的吸引

【标准描述】

经口咽通气道或鼻咽通气道吸痰,保持上呼吸道开放。

【程序标准】

（1）通过咳出的分泌物评估病人的情况。

（2）向病人/家属解释原因、程序和吸痰的潜在并发症。

（3）请病人配合咳出分泌物。

（4）遵循口咽通气和鼻咽通气道吸引护理指南，注意以下原则：

① 病人吸痰前后给予氧化，预防吸痰引发的低氧血症。

② 插入吸痰导管时不用负压。

③ 退出吸痰管时间歇地维持中等压力的吸引。

（5）如果病人有力地咳嗽，停止吸痰。

（6）观察病人的任何异常

① 呼吸型态。

② 分泌物性质。

③ SaO_2/SpO_2 水平。

④ 生命体征和一般情况。

（7）观察、记录和汇报病人的反应和护理。

【结果标准】

（1）病人的上呼吸道清洁。

（2）正确记录并保存。

10.1.12　放置胸腔引流管

【标准描述】

安全放置胸引管，胸腔引流装置连接正确。

【程序标准】

（1）向病人/家属解释原因、程序和潜在并发症。

（2）评估病人的理解水平、合作状况。

（3）获取知情同意书。

（4）遵循胸腔引流管放置指南，注意以下的原则：

① 插管处皮肤准备，遵医嘱给予止痛/麻醉前给药。

② 在无菌操作下协助医生进行胸引管插入。

③ 正确连接胸引管和引流装置。

④ 必要时胸引管予低负压吸引。

⑤ 置管处予无菌敷料覆盖。

（5）保障胸引管不滑脱。

（6）确保引流装置的有效性。

（7）胸引管插入后安排拍全胸片。

（8）重新评估病人的舒适水平。

（9）观察病人的任何异常。

① 生命体征。

② 引流液的量和颜色。

③ 气体漏出情况。

④ 插胸引管处伤口状况。

（10）观察、记录和汇报病人的反应及给予的护理。

【结果标准】

（1）安全地置入胸引管。

（2）胸腔引流管连接正确。

（3）在整个过程中，病人的不舒适感被减轻到最低。

（4）病人在整个过程中未发生不适当的并发症。

（5）正确记录并保存。

10.1.13　拔除胸腔引流管

【标准描述】

在无菌操作下，拔除引流管，病人未诉不适。

【程序标准】

（1）向病人/家属解释原因、程序和潜在的并发症。

（2）遵循胸引管拔除指南，注意以下的要点：

① 评估病人的疼痛水平，遵医嘱给予镇痛剂。

② 协助医生在无菌操作下拔除胸腔引流管。

③ 指导病人深呼吸和摒住呼吸。

④ 在深吸气时迅速拔除胸腔引流管。

⑤ 胸引管口处于无菌敷料包扎。

（3）运用标准预防措施、处理体液。

（4）观察、记录和汇报置管处情况。

（5）记录胸腔引流液的量和性质。

（6）拔除胸腔引流管后予全胸片检查。

（7）观察病人的生命体征和呼吸状况。

（8）观察、记录和汇报病人的反应和给予的护理。

【结果标准】

（1）在整个过程中，病人的不适感被减轻到最低。

（2）及时发现并发症并合理治疗。

（3）正确记录并保存。

10.1.14　插入口咽通气道

【标准描述】

安全插入口咽通气道，维持呼吸道通畅。

【程序标准】

（1）向病人/家属解释原因、程序和潜在的合并症。

（2）遵循口咽通气插管指南和注意以下要点：

① 选择一个合适大小的口咽通气道，选择的长度是从病人的嘴角延伸至外耳道。

② 去除口腔内分泌物。

③ 弯曲端朝上，插入口咽通气道。

④ 向前推进口咽通气道至通气道的 2/3 到舌根处或者至凸缘与病人的鼻子平行。

⑤ 旋转 180°，使尖端在咽喉处，尖端朝下。

⑥ 将剩下的气道部分推至病人口部直至口咽通气道的口咬处在病人的牙齿间。

⑦ 调整后将口咽通气道固定，保证口咽气道安全固定。

（3）必要时行口咽通气道内吸引。

（4）观察病人的任何异常。

① 生命体征和一般情况。

② 呼吸型态和呼吸音。

③ 分泌物的性状。

④ 口腔的完整性。

（5）每隔 2 小时或必要时进行口咽通气道的复位。

（6）每 4～8 小时进行口腔护理。

（7）每天更换口咽通气道。

（8）观察、记录和汇报病人的反应及给予的护理。

【结果标准】

（1）保持病人的气道开放和安全。

（2）正确的护理记录并保存。

10.1.15　插入鼻咽通气道

【标准描述】

病人需要使用鼻咽通气道时,安全有效地插入鼻咽通气道,维持呼吸道的开放。

【程序标准】

（1）向病人/家属解释原因、规程和潜在的并发症。

（2）遵循鼻咽道插管指南和注意以下要点:

① 选择合适尺寸的鼻咽通气道。

② 去除鼻腔内的分泌物。

③ 评估鼻腔情况,排除鼻腔肿瘤、异物或鼻中隔弯曲等情况。

④ 使用水溶性润滑剂润滑鼻咽通气道。

⑤ 沿着鼻腔插入气道,使得斜面对着鼻中隔。

⑥ 维持气道开放、通畅。

⑦ 确保鼻咽通气道的安全。

（3）经鼻咽通气道行气管内吸痰。

（4）重新评估病人的舒适水平。

（5）观察病人的任何异常。

① 生命体征和一般情况。

② 呼吸形态和呼吸音。

③ 分泌物的性状。

④ 黏膜的完整性,如鼻出血。

（6）定期清洁鼻腔,必要时更换鼻咽通气道。

（7）观察、记录和汇报病人的反应及给予的护理。

【结果标准】

（1）确保病人的气道开放和安全。

（2）正确记录和保存。

10.1.16 诱导肺活量测量仪的使用

【标准描述】

病人需要使用诱导肺活量测定仪时，能正确遵循操作规程。

【程序标准】

（1）向病人/家属解释原因、规程和潜在的并发症。

（2）遵循治疗指南，注意以下的要点。

① 确保诱导肺活量测定仪处于完整备用状态。

② 给予病人支持。

③ 指导病人正确使用肺活量仪。

· 嘴唇完全包裹住口含嘴；

· 缓慢、深深地吸气，屏气最少 3 s；

· 逐渐增大吸气量，直至达到最大的吸气量；

· 在能耐受的范围多次进行练习；

· 不使用肺活量仪时，正常、间歇地呼吸。

（3）当使用测量仪时观察病人的任何异常。

① 呼吸型态。

② SaO_2/SpO_2 水平。

（4）观察、记录和汇报病人的反应及给予的护理。

【结果标准】

（1）能正确操作。

（2）正确记录和保存。

10.1.17 鼻导管吸氧

【标准描述】

通过使用鼻导管给氧提高病人的血液氧合。

【程序标准】

（1）向病人/家属解释原因、规程和潜在的并发症。

（2）遵循鼻导管使用指南和注意以下要点：

① 连接氧源和氧气流量表。

② 使用鼻导管之前将氧流量调到医嘱指定的流量。

③ 将鼻尖端插入鼻腔。

④ 固定鼻导管于两耳、下巴处。

⑤ 温柔地调节鼻导管的塑料光滑侧，直至鼻导管固定好。

（3）观察病人的任何异常。

① 呼吸形态和频率。

② SaO_2/SpO_2 水平。

③ 使用呼吸辅助肌的呼吸。

④ 生命体征和一般情况。

（4）观察、记录和汇报病人的反应和给予的护理。

【结果标准】

（1）正确给氧。

（2）病人的 PaO_2 或 SaO_2/SpO_2 提高。

（3）正确记录和保存。

10.1.18　氧气面罩的使用

【标准描述】

病人通过使用氧气面罩，血液氧合提高。

【程序标准】

（1）向病人/家属解释使用的原因，规程和潜在的并发症。

（2）遵循氧气面罩的使用指南，注意以下要点：

① 连接氧源和氧气流量表。

② 在使用氧气面罩前，打开氧气流量表，遵医嘱调节流量。

③ 调节面罩上的金属条，使得面罩贴合病人的嘴和鼻子。

④ 温柔地调节面罩上的弹力带，直至面罩不易脱落。

（3）观察病人的任何异常情况。

① 呼吸型态和频率。

② SaO_2/SpO_2 水平。

③ 使用呼吸辅助肌的呼吸。

④ 生命体征和一般情况。

（4）观察、记录和汇报病人的反应及给予的护理。

【结果标准】

（1）正确的给氧。

（2）病人的 PaO_2/SaO_2/SpO_2 水平提高。

（3）正确的护理记录和保存。

注释：如果使用重复呼吸面罩/不再吸入型面罩，确保储氧囊完全充气状态。

10.1.19　最大呼气流量测量

【标准描述】

病人能正确使用最大呼气流量计，反映了病人的气道阻力。

【程序标准】

（1）确保最大呼气流量计处于功能状态。

（2）确保工作人员有相关的基础知识和技能。

（3）向病人/家属解释原因、程序和潜在的并发症。

（4）遵循最大呼吸流量测量指南，注意以下要点：

① 确保最大呼气流量测定仪处于完好和备用状态。

② 给予病人支持。

③ 指导病人正确使用仪器：

· 嘴唇将口含嘴完全包裹；

· 深吸气；

· 以最大的力气吹气。

④ 记录读数。

（5）如果需要可重复使用。

（6）观察病人出现的任何异常。

① 呼吸形态和频率。

② SaO_2/SpO_2 水平。

③ 使用呼吸辅助肌的呼吸。

④ 生命体征和一般情况。

（7）观察、记录和汇报病人的反应及给予的护理。

【结果标准】

（1）病人正确地使用仪器。

（2）正确记录病人的呼吸道阻力读数。

（3）正确记录和保存。

10.1.20　气管切开术

【标准描述】

行气管切开时,正确安置气管切开套管,维持病人的呼吸道开放。

【程序标准】

（1）向病人/家属解释原因、规程和潜在的并发症。

（2）得到病人书面的知情同意。

（3）遵循气管切开术指南和注意以下的要点：

① 保证病人的凝血实验符合标准。

② 将病人置于合适体位。

③ 在整个过程中,给予病人 100％氧气。

④ 提供持续的 SaO_2/SpO_2 和 $ETCO_2$ 检测。

（4）根据医嘱给予镇痛剂和其他药物。

（5）确保气管切开导管在位,减少意外拔管的危险。

（6）观察病人的呼吸和血液动力学状态。

（7）气管切开插管术后进行全胸片检查。

（8）观察、记录和汇报病人的反应和给予的护理。

【结果标准】

（1）病人的气管切开插管位置正确。

（2）维持病人的气道开放。

（3）及时发现合并症,如出血,外科致皮下气肿、气胸,根据情况采取合理的措施。

（4）正确护理记录和保存。

10.1.21　气管导管气囊压力的测量

【标准描述】

病人使用气管导管时,正确维持气囊内压力。

【程序标准】

(1) 向病人家属解释原因、规程和潜在的并发症。

(2) 遵循气管导管气囊压力的护理指南,注意以下要点:

① 评估病人的病情,如在检查气囊压力前,测量 SaO_2/SpO_2、血压和脉搏。

② 通过吸引,完全清除气管导管内、咽部的分泌物。

③ 使用最小闭塞流量(或其他相应的方法)进行气囊压力的测量

- 使用注射器经充气阀充气;
- 通过听诊气管周围区域,听气管呼吸音的变化;
- 将气囊放气,直到可以听到病人嘴和鼻子的气体泄漏声;
- 在气囊放气后,呼吸音从安静无声变至粗燥的干啰音;
- 缓慢地注射空气直至粗燥的干啰音突然停止。

④ 使用气囊充气器/压力机进行充气和测量气囊压力

- 连接气囊充气器/压力机经管型阀充气;
- 按压橡胶球囊进行气囊充气;
- 维持气囊压力在 $25\sim32~cmH_2O$;
- 在病人的嘴和鼻子处听不到漏气。

(3) 如果观察到气囊高压,根据指南要求采取必要的护理干预。

(4) 观察病人的任何异常

① 呼吸形态。

② SaO_2/SpO_2 水平。

③ 生命体征和一般情况。

(5) 必要时/定时检查气囊压力。

(6) 观察、记录和汇报病人的反应和给予的护理。

【结果标准】

(1) 在气囊检查时,病人感到最低限度的不适。

(2) 病人未发生不适当的并发症,如漏气、气管坏死。

(3) 正确记录和保存。

10.1.22　最大肺活量测定

【标准描述】

能够正确地进行肺活量测定,反映病人的最大肺容量。

【程序标准】

(1) 向病人/家属解释原因、规程和潜在的并发症。

(2) 遵循肺活量测定指南和注意以下要点:

① 确保肺活量测定仪处于功能状态,并被校零。

② 鼓励病人。

③ 指导病人正确使用仪器:

• 嘴唇完全包裹住口含嘴;

• 深吸气;

• 最大力气地呼气。

④ 记录读数。

(3) 根据需要重复以上规程。

(4) 观察病人的任何异常情况

① 呼吸形态。

② SaO_2/SpO_2 水平。

(5) 观察、记录和汇报病人的反应及给予的护理。

【结果标准】

(1) 病人可以正确地操作。

(2) 病人的最大肺活量被正确测定。

(3) 正确记录并保存。

10.2 分类 B:心血管系统

10.2.1 动脉血压监测(有创血压)

【标准描述】

正确、持续监测病人的动脉血压,从而反映病人的血液动力学状态。

【程序标准】

(1) 向病人/家属解释原因、规程和潜在的并发症。

(2) 遵循动脉压监测(有创血压)指南,注意以下要点:

① 正确而紧密地连接压力传感装置和监测电缆。

② 确保压力传感装置在心脏水平,根据需要进行校零。

③ 确保整个监测装置中管路没有气泡和打折。

④ 维持系统的通畅,使用合理的冲洗装置。

⑤ 正确设置报警限。

(3) 观察病人潜在的危险

① 系统未连接。

② 动脉循环闭塞。

③ 置管处的感染。

(4) 观察异常的动脉波形和读数。

(5) 观察、记录和汇报病人的反应及给予的护理。

【结果标准】

(1) 连续监测病人的动脉血压。

(2) 及时发现潜在并发症并根据情况采取合适的干预。

(3) 正确记录并保存。

10.2.2 持续 ECG 监测

【标准描述】

通过 ECG 连续监测病人的心电活动,及时发现病人异常的心电节律。

【程序标准】

(1) 向病人/家属解释原因、规程和潜在的并发症。

（2）根据 ECG 监测的指南，注意以下要点：

① 如果需要，去除胸部皮肤的毛发。

② 电极安置在病人胸部的正确位置，正确连接 ECG 监护导联。

③ 正确设置报警。

④ 当使用 ECG 监护时，采取安全措施预防潜在的电损伤。

⑤ 检查电极位置，必要时重新连接电极。

（3）连续观察心脏节律，根据医嘱定期打印记录。

（4）对有生命危险的异常心律进行治疗，并向医生汇报。

（5）观察、记录和汇报病人的反应和给予的护理。

【结果标准】

（1）连续监测病人的心电活动。

（2）未发现不适的并发症，如电极使用处皮肤的过敏和损伤。

（3）正确记录并保存。

10.2.3　中心静脉压测定（CVP）

【标准描述】

病人需要监测中心静脉压时，中心静脉压被正确测定并反映他/她的血液动力学状态。

【程序标准】

（1）向病人/家属解释原因、程序和潜在的并发症。

（2）遵循中心静脉压测量指南，注意以下要点：

① 对于持续的 CVP 测量：

· 紧密和正确的连接压力传感装置和监护电缆；

· 确保传感装置在心脏水平，进行校零；

· 确保整个监测系统没有气泡和打折；

· 维持系统的通畅，使用合理的冲洗装置；

· 正确设置监护报警限；

· 观察异常波形。

② 对于间断的 CVP 测量：

· 紧密和正确连接测压器；

- 确保整个监护系统没有气泡和打折；
- 在心脏水平的零点测量 CVP；
- 观察呼吸运动的时候体液水平的波动。

（3）监测病人在治疗过程中的进展和反应。

（4）观察病人潜在的危险

① 检测系统的中断。

② 脓毒血症。

③ 气栓。

（5）对潜在的危险采取正确的干预。

（6）观察、记录和汇报病人的反应及给予的护理。

【结果标准】

（1）中心静脉压被正确的测量。

（2）潜在的危险被早期发现和根据情况采取正确的措施。

（3）正确的记录被保存。

10.2.4 心脏除颤

【标准描述】

病人需要心脏除颤时能被及时、正确地除颤。

【程序标准】

（1）有可遵循的心脏除颤指南。

（2）有制造厂商指导的仪器操作规程。

（3）有使用电器设备的预防规程。

（4）有医疗人员或有经验的人员提供咨询。

（5）遵循心脏除颤的指南，注意以下要点：

① 评估室颤/无脉性室性心动过速，并检查颈动脉搏动、呼吸和意识情况。

② 让病人平躺。

③ 确保心肺复苏的仪器和药品处于备用状态。

④ 如果可能截取一段 ECG。

⑤ 在胸部正确的位置涂抹导电胶/电极。

⑥ 根据需求选择合适的能量。

⑦ 确保所有人员未与病人、床位和仪器接触。

⑧ 评估病人的 ECG、一般情况和反应度。

⑨ 心脏除颤后，截取一段 ECG。

⑩ 电击后立即重新开始 CPR。

⑪ 进行 5 个 CPR 循环或 2 分钟后检查节律。

⑫ 如果出现有规则的节律，检查脉搏。

(6) 如果出现并发症，立即采取措施。

(7) 向病人/家属解释原因、规程和结果。合理地安慰，使他们放心。

(8) 观察、记录和汇报病人的反应和给予的护理

【结果标准】

(1) 及时地给予病人除颤。

(2) 保证病人和工作人员的安全。

(3) 并发症被识别和立即干预。

(4) 正确的记录并保留。

10.2.5　主动脉内球囊反搏的护理管理(IABP 管理)

【标准描述】

行主动脉内球囊反搏(IABP)治疗时，进行最佳、有效地心脏支持，以提高她/他的冠状动脉和脏器的灌注。

【程序标准】

(1) 向病人/家属解释原因、规程和潜在的并发症。

(2) 遵循 IABP 护理管理指南，注意以下要点：

① 行 IABP 置管处，腹股沟皮肤的准备(如果需要两侧都准备)。

② 准备心肺复苏用的急救车和除颤仪。

③ 心电监护显示 IABP 辅助的动脉压波形。

④ 压力传感器校零。

⑤ 遵医嘱选定参数(触发模式、充气量和辅助比率)，开始反搏。

⑥ 遵医嘱,调节充气/放气时间。

⑦ 根据医嘱给予肝素钠,观察病人的凝血情况。

⑧ 观察和记录病人的生命体征。

⑨ 监护在 IABP 辅助下的收缩压、反搏压、反搏后舒张压,并记录波形。

⑩ 根据病人的参数,设定报警限。

⑪ 根据 ECG 节律的改变和动脉压波形,调节充气/放气时间和其他相关的操作参数。

⑫ 拍摄胸片,检查 IABP 管道是否在合适的位置。

⑬ 注意球囊移位的体征,如左桡动脉搏动减弱、尿量突然减少。

⑭ 指导病人限制腹股沟处的移动,预防管道折叠。

⑮ 观察病人的潜在危险:

- 制动处肢体的缺血;

- 主动脉夹层;

- 血栓栓塞;

- 血小板减少;

- 反搏失败;

- 血肿;

- 全身/局部感染。

(3) 记录护理干预。

【结果标准】

(1) 病人得到合适的、最大效能的心脏功能支持。

(2) 能及时识别并发症,并及时处理。

(3) 正确记录并保存。

10.2.6　经皮冠状动脉介入术病人的术后管理(PCI)

【标准描述】

经皮冠状动脉介入术(PCI 术)后病人得到舒适的护理。

【程序标准】

(1) 向病人/家属解释原因、规程和潜在的并发症。

（2）遵循 PCI 管理指南和注意以下要点：

① 观察穿刺处：

- 出血渗血情况；

- 血肿的形成；

- 动脉鞘管打折。

② 如果发现穿管处出血，人工加压止血。

③ 建议病人卧床，保持穿刺处下肢放直。

④ 观察病人的异常情况和潜在危险：

- 心肌酶增高；

- ECG 的异常改变；

- 病人感到胸痛或胸部不适。

（3）鼓励病人摄入液体，促进造影剂的排出。

（4）及时发现并发症并给予干预措施。

（5）观察、记录和汇报病人的反应和给予的护理。

【结果标准】

（1）术后病人感到最少程度的不适。

（2）识别并发症，并立即干预。

（3）正确的记录并保存。

10.2.7 置入动脉导管（有创动脉血压监测）

【标准描述】

安全置入动脉管道，正确连接压力传导系统。

【程序标准】

（1）向病人/家属解释原因、程序和潜在的并发症。

（2）遵循动脉管插入的指南，并注意以下要点：

① 紧密和正确连接压力传导装置和监护电缆。

② 确保传导系统在心脏水平，需要时校零。

③ 确保整个系统管道中没有气泡和折叠。

④ 通过合理的冲洗系统维持系统的通畅。

⑤ 正确设置报警参数。

（3）观察病人的任何异常。

① 炎症和感染的症状和体征。

② 穿刺处的出血和血肿。

③ 导管的移位。

（4）当遇到并发症时立即采取措施。

（5）记录和汇报。

① 日期、时间和管道插入部位。

② 正确读取动脉血压。

③ 穿刺处情况。

【结果标准】

（1）安全置入动脉置管。

（2）压力传导装置和监测电缆正确连接。

（3）病人在操作过程中未发生不良并发症。

（4）正确记录并保存。

10.2.8　拔除动脉导管

【标准描述】

在无菌操作下，安全、舒适地拔除病人的动脉置管。

【程序标准】

（1）向病人/家属解释原因、规程和潜在的并发症。

（2）遵循动脉置管拔除的指南，注意以下的要点：

① 遵循标准预防，去除敷料和管道。

② 在置管处持续人工按压至少 5 分钟，必要时采用适当止血法。

③ 70%乙醇消毒穿刺部位，以绷带或消毒纱布覆盖。

（3）定期观察穿刺处出血情况。

（4）指导病人汇报任何出血情况。

（5）观察、记录和汇报病人的反应和给予的护理。

【结果标准】

（1）在整个过程中病人感受到最小程度的不适。

（2）早期发现并发症,给予合理的治疗。

（3）正确记录并保存。

10.2.9　心包穿刺术

【标准描述】

行心包穿刺过程中病人安全,操作有效。

【程序标准】

（1）向病人/家属解释原因、规程和潜在的并发症。

（2）得到有效的知情同意。

（3）遵循心包穿刺术指南,注意以下要点：

① 病人禁食,静脉输液。

② 准备好仪器、用物:超声心电图、心包穿刺物品。

③ 安置正确的体位,在允许的情况下病人可向前倾 $30°\sim40°$。

④ 给予镇静剂或遵医嘱给予局麻。

⑤ 准备穿刺部位。

⑥ 在无菌操作过程中协助医生。

⑦ 在整个过程中连续检测病人的 ECG,血压, SpO_2/SpO_2。

⑧ 准备好急救车和除颤仪。

⑨ 遵循标准预防并发症,妥善处理血液和体液。

（4）在穿刺处覆盖无菌敷料。

（5）如果需要连接引流装置。

（6）观察引流的量和性质,汇报任何异常。

（7）发现并发症(如心律不齐),立即汇报。

（8）当医嘱要求时,送标本至实验室。

（9）心包穿刺后,准备病人超声心电图、全导联 ECG 和全胸片胸透。

（10）遵医嘱予止痛剂。

（11）观察、记录和汇报病人的反应和给予的护理。

【结果标准】

（1）安全、有效地执行心包穿刺术。

(2) 识别并发症并立即处理。

(3) 正确记录并保存。

10.2.10 心脏复律

【标准描述】

安全及时的给病人行电复律,纠正、治疗心律失常,恢复窦性心律。

【程序标准】

(1) 向病人/家属解释原因、规程和潜在的并发症。

(2) 遵循心脏复律的指南,并注意以下要点:

① 保持注射用药、输液通畅。

② 如果给予镇静药,观察病人的呼吸状况。

③ 如果可能,连接一个基本的 ECG 或 12 导联 ECG。

④ 确保心肺复苏的器械和药物处于备用状态。

⑤ 将导电胶/电极粘贴在胸前正确的位置。

⑥ 根据常规或医生医嘱选择能量。

⑦ 确认同步按钮被激活。

⑧ 确保所有人员未与病人、床和仪器接触。

⑨ 评估病人的 ECG、一般情况和反应度。

(3) 确保病人在心脏复律结束后处于一个舒适和合适的体位。

(4) 如果发生并发症,立即采取措施。

(5) 心脏复律后,行 12 导联 ECG。

(6) 观察、记录和汇报病人的反应和给予的护理。

【结果标准】

(1) 及时给予病人心脏复律。

(2) 病人和工作人员安全。

(3) 及时发现并发症,并给予处理。

(4) 正确记录并保存。

10.2.11　中心静脉管置入

【标准描述】

安全置入中心静脉置管,确保压力传导装置连接正确。

【程序标准】

(1) 向病人/家属解释原因、规程和潜在的并发症。

(2) 遵循中心静脉置管指南,注意以下要点:

① 紧密、正确的连接压力传导装置和监护电缆。

② 确保压力传导装置在心脏水平,校零。

③ 确保整个监护系统管道中没有气泡和折叠。

④ 通过合适的冲洗装置,维持系统的通畅。

⑤ 合理设置监护报警参数。

(3) 观察病人的任何异常。

① 炎症和感染的症状和体征。

② 出血和血肿。

③ 伴血氧饱和度下降的气胸和呼吸窘迫。

(4) 对潜在的危险采取合适的措施。

(5) 记录和汇报:

① 准确记录置管日期、时间和管道插入的部位。

② 测量正确的中心静脉压力。

③ 记录插入处情况,如出血等。

【结果标准】

(1) 安全插入中心静脉导管。

(2) 压力传感装置和监护电缆连接正确。

(3) 在整个过程中病人未发生不良并发症。

(4) 正确记录并保存。

10.2.12　中心静脉导管拔除

【标准描述】

在无菌操作下,安全地拔除病人的中心静脉导管时,病人的疼痛减轻到最轻的程度。

【程序标准】

(1) 向病人/家属解释原因、规程和潜在的并发症。

(2) 遵循中心静脉导管拔除指南,注意以下要点:

① 遵循标准的预防原则去除敷料和中心静脉置管。

② 在置管处维持人工按压至少 5 分钟。

③ 使用 70%乙醇清洁置管处,覆盖敷料。

(3) 定期观察置管处出血情况。

(4) 指导病人汇报任何出血情况。

(5) 观察、记录和汇报病人的反应及给予的护理。

【结果标准】

(1) 在整个过程中病人感受到最小的不适。

(2) 及时发现并发症,正确治疗。

(3) 正确记录并保存。

10.2.13　心输出量监测(热稀释法)

【标准描述】

有效和正确地监测病人的心输出量。

【程序标准】

(1) 向病人/家属解释原因、规程和潜在的并发症。

(2) 遵循心输出量测量指南,注意以下要点:

① 根据制造厂商的建议,设置和使用监护仪。

② 输入计算公式。

③ 避免在近端使用肌肉收缩剂/血管活性药物,预防这些药物发生聚集。

④ 校正肺动脉导管的位置。

⑤ 确定注射液的量和温度。

⑥ 在 4 秒内平稳、快速的注入溶液(5%葡萄糖液或 0.9%生理盐水)。

⑦ 如果需要可重复测量。

⑧ 记录读数。

（3）观察病人的任何异常。

① 肺动脉波形。

② 心电图。

（4）汇报异常和立即采取措施。

（5）观察、记录和汇报病人的反应及给予的护理。

【结果标准】

（1）正确适当地进行心输出量测量。

（2）及时识别并发症并立即干预。

（3）正确记录并保存。

10.2.14　肺动脉压监测（PA）

【标准描述】

正确地测量、记录肺动脉压（PA）。

【程序标准】

（1）向病人/家属解释原因、规程和潜在的并发症。

（2）遵循肺动脉压力监测指南，注意以下要点：

① 紧密、正确连接压力传导装置和监护电缆。

② 确保传导装置在心脏水平，需要时校零。

③ 确保整个系统管道中没有气泡和折叠。

④ 通过正确的冲洗装置维持远端的通畅。

⑤ 通过正确的冲洗维持近端的通畅。

⑥ 在球囊充气和球囊放气后，监测肺动脉波形。

⑦ 球囊充气为 1.5 ml，维持充气时间不超过 15 秒。

⑧ 正确设置报警参数。

（3）观察病人的潜在危险。

① 测压系统未连接或连接脱落。

② 肺动脉感染、出血、心律失常和栓塞。

③ 穿刺处感染。

（4）观察显示的波形和读数的异常。

① 过度嵌顿。

② 自发性嵌顿。

③ 导管移位。

（5）如发现并发症应立即处理。

（6）观察、记录和汇报病人的反应和给予的护理。

【结果标准】

（1）正确、连续地记录病人的肺动脉压力。

（2）及早发现潜在的危险,立即采取措施。

（3）正确记录并保存。

注释:嵌压/左心室舒张期末压是肺动脉压监测的一部分。

10.2.15 经静脉心脏起搏

【标准描述】

在最佳心率状况下正确插入导管,紧急行经静脉起搏,将潜在并发症的发生率控制在最低水平。

【程序标准】

（1）向病人/家属解释原因、规程和潜在的并发症。

（2）遵循紧急经静脉起搏指南,注意以下要点:

① 确保所有经静脉起搏穿刺的物品处于备用状态。

② 如果可能,截取一段 ECG,或 12 导联的 ECG。

③ 保证心肺复苏的器械和药品处于备用状态。

④ 正确连接电极和脉冲发生器。

⑤ 在整个过程中观察病人的血液动力学状况和反应。

⑥ 在心电监护上设置正确的报警。

（3）观察病人的任何异常和潜在的危险:

① 不稳定的血液动力学状况。

② 导联的脱位。

③ 抓捕的失败。

④ 感应的失败。

（4）汇报异常的节律,发现对生命有威胁的心律失常,立即给予干预。

（5）观察、记录和汇报病人的反应及给予的护理。

【结果标准】

（1）在紧急情况下,正确地插入经静脉起搏导管。

（2）病人的心率在最佳数值。

（3）识别并发症,立即给予干预。

（4）正确记录并保存。

10.2.16　经皮心脏起搏

【标准描述】

经皮心脏起搏时,病人得到一个安全、有效且病人能耐受的起搏支持。

【程序标准】

（1）向病人/家属解释原因、规程和并发症。

（2）遵循经皮心脏起搏指南和注意以下要点:

① 为进行起搏,帮助病人取最佳体位。

② 连接 ECG 电极前,做好皮肤准备。

③ 正确地调节 ECG 波形,以显示最佳心率。

④ 将前方的起搏电极连接于心脏心尖部（V_4 或 V_5 位置）。

⑤ 将后方的起搏电极置于左侧肩胛下。

⑥ 电极和皮肤粘贴紧密,不存在任何的空隙,防止将皮肤烧伤。

⑦ 遵医嘱给予止痛剂/镇静剂。

⑧ 告知病人在每次心跳的时候会感受到起搏电极处皮肤轻微疼痛,这种疼痛不会造成伤害。

⑨ 遵医嘱开始起搏,以最小的刺激电流维持一个有效地起搏节律。

⑩ 正确地设置报警。

⑪ 观察病人的生命体征。

⑫ 观察病人任何异常的心电图:

• 感应失败;

• 起搏失败;

- 捕捉失败。

⑬ 对潜在的电损害采取安全预防措施。

⑭ 连续起搏的情况下,定期检查起搏处皮肤。

⑮ 确保病人舒适。

⑯ 观察、记录和汇报病人的反应和给予的护理。

(3) 记录起搏器的设置和病人对起搏的反应。

【结果标准】

(1) 有效、正确的行经皮起搏。

(2) 病人的血液动力学改善。

(3) 及时识别并发症,并立即采取干预。

(4) 正确记录并保存。

10.2.17　埋藏式心脏复律器(ICD)

【标准描述】

病人在置入埋藏式心脏复律器(ICD)后得到安全有效的护理。

【程序标准】

(1) 向病人/家属解释原因、规程和潜在的并发症。

(2) 遵循 ICD 置入病人的护理管理指南,注意以下要点:

① 术后做一个 12 导联 ECG(避免电磁场的影响)。

② 病人持续 ECG 监护。

③ 监护 ICD 心脏复律的异常情况和除颤放电。

④ 密切观察:

- 生命体征;
- 置入处伤口的出血症状。

⑤ 如果出现出血,在伤口处施压包扎。

⑥ 如果发生血肿应通知医生。

⑦ 合理使用止痛剂。

⑧ 病人 24 小时卧床休息。

⑨ 建议病人限制术侧手臂的活动。

⑩ 病房备有除颤装置。

（3）观察病人潜在的危险。

① 心律失常。

② ICD 功能障碍。

③ 起搏电极和除颤器移位。

④ 出血。

⑤ 伤口感染。

（4）如果发现并发症,立即汇报和处理。

（5）提供伤口护理和 ICD 护理的健康教育。

（6）指导病人如果发生不适反应立即就医。

（7）观察、记录和汇报病人的反应和给予的护理。

【结果标准】

（1）ICD 植入术后,病人感到最小程度的不适。

（2）并发症被及时发现,并立即处理。

（3）病人了解 ICD 置入的需要和之后的护理。

（4）正确记录并保存。

10.2.18　12 导联心电图

【标准描述】

通过 12 导联心电图,准确监测病人的心电活动。

【程序标准】

（1）向病人/家属解释原因、规程和并发症。

（2）遵循 12 导联 ECG 监护的指南,注意以下要点：

① 如果需要,胸部皮肤预先备皮。

② 将电极粘贴于正确的部位,连接电极与 12 导联的 ECG。

③ 保证电极和皮肤正确连接。

④ 定期更换电极,每天清洁和观察皮肤情况。

⑤ 对潜在的电损害采取安全预防措施。

⑥ 当病人使用起搏器时不使用滤波模式。

（3）通过导联记录心脏节律,可以最好地反映心脏病理。

（4）汇报异常节律,对有生命威胁的心律失常根据种类立即采取不同的干预措施。

（5）观察、记录和汇报病人的反应及给予的护理。

【结果标准】

（1）正确记录 12 导联 ECG。

（2）立即识别并处理心律失常。

（3）正确护理记录并保存。

10.2.19　急性心肌梗死的溶栓治疗

【标准描述】

急性心肌梗死病人得到安全、正确的溶栓治疗。

【程序标准】

（1）向病人/家属解释原因、规程和潜在的并发症。

（2）遵循急性心肌梗死病人溶栓治疗指南，注意以下要点：

① 评估病人的 ECG 节律和生命体征。

② 询问过敏史。

③ 保证静脉输液管路在位和通畅。

④ 稀释药物，根据医嘱给予药物。

⑤ 遵医嘱控制输注的滴数。

⑥ 观察病人的病情，尤其注意其 ECG 节律、血压和是否存在严重的胸部不适。

⑦ 避免经皮肤穿刺、肌内注射等。

（3）观察病人的潜在危险。

① 低血压。

② 过敏。

③ 心律失常。

④ 休克。

⑤ 出血。

（4）如果发现并发症，立即汇报和处理。

（5）观察、记录和汇报病人的反应及给予的护理。

【结果标准】

（1）病人反应出血管再通的体征：如 ECG 高耸的 ST 段下降，胸痛减轻，心肌酶的早期峰值降低，出现血液再灌注所致的心律失常。

（2）及时发现并发症，并立即给予干预措施。

（3）正确记录并保存。

10.2.20　心脏移植病人术后管理

【标准描述】

病人在心脏移植术后得到安全、有效的术后管理。

【程序标准】

（1）为病人/家属提供心理支持。

（2）遵循心脏移植病人术后护理指南，注意以下要点：

①为心脏移植术后病人的护理提供环境准备。

②保证血液动力学的平稳。

③保证呼吸机的正确使用。

④保证病人的体温正常。

⑤维持体外心脏起搏的功能，并提供相关的护理。

⑥监测特殊的实验室结果，如心肌酶、凝血功能、肝脏功能、肾功能和完整的生化检查。

⑦评估引流和伤口的情况。

（3）采取措施令感染风险最小化。

（4）汇报潜在的心脏移植相关并发症的症状和体征，并立即给予治疗。

（5）根据治疗的政策，执行特殊的手术后治疗和给药。

（6）观察和监护病人对免疫抑制剂的反应。

（7）观察、记录和汇报病人的反应及给予的护理。

【结果标准】

（1）病人对术后立即采取的护理措施表示满意。

（2）病人在心脏移植术后感到最小程度的不适。

（3）并发症被立即识别和立即干预。

（4）心脏功能（心排出量）状态正常。

（5）正确记录并保存。

10.3 分类C:泌尿系统

10.3.1 经皮植入尿管病人的护理（膀胱造瘘病人的护理）

【标准描述】

安全地经皮插入导尿管。

【程序标准】

（1）向病人/家属解释原因和规程。

（2）获取合法有效的知情同意。

（3）协助病人为插尿管取最佳的体位。

（4）根据医嘱给予预防性的抗生素和止痛剂。

（5）为插尿管做好环境准备。

（6）确保所有需要的物品和器械处于备用状态。

（7）遵循感染控制指南。

（8）监护和记录整个过程和病人的反应。

（9）做好置管部位的护理，维持尿管在位、通畅。

（10）置管后,将病人置于舒适和正确的体位。

（11）如果出现并发症,根据相关指南立即干预。

（12）鼓励病人反映不适的感受。

（13）教育病人/家属经皮尿管的护理。

（14）观察、记录和汇报病人的反应及给予的护理。

【结果标准】

（1）病人对所给予的护理表示满意。

（2）及时识别相关并发症,并及时采取干预措施。

（3）保证病人的安全。

（4）正确记录并保存。

10.3.2 血液透析病人的护理（HD）

【标准描述】

病人行血液透析治疗时,能够有效、安全地减少人体堆积的废物,维持酸碱、电解质和体液平衡。

【程序标准】

(1) 向病人/家属解释血液透析的规程、治疗原因和潜在危险。

(2) 获取合法的知情同意。

(3) 保证透析用水的质量达标。

(4) 根据指南准备和测试血透仪器的功能,选择滤过膜和合适的物品。

(5) 保证有效的血管通路。

(6) 遵循血液透析规程指南。

(7) 根据治疗计划,执行医嘱交待的治疗管理。

(8) 正确地设置和监测治疗的参数。

(9) 鼓励病人及时反映任何不适感受。

(10) 监护和记录过程和病人对治疗的反应。

(11) 如果出现并发症,根据指南立即干预。

(12) 遵守感染控制指南。

(13) 根据指南教育病人/家属对血管通路的护理。

(14) 评价病人/家属对预期的肾脏移植术的依从性。

(15) 评价血液透析的有效性(透析后情况)。

(16) 汇报治疗的有效性。

(17) 观察、记录和汇报病人的反应及给予的护理。

【结果标准】

(1) 病人对给予的护理表示满意。

(2) 早期识别并发症,并立即干预。

(3) 病人的安全得以保证。

(4) 正确记录被保存。

10.3.3 (A) 联机血液透析治疗

　　　　(B) 连续肾脏替代治疗

• 连续动静脉超滤(CAVH);

• 连续动静脉血液透析过滤治疗(CAVHD);

- 连续静静脉超滤(CVVH)；
- 连续静静脉血液透析过滤治疗(CVVHD)。

【标准描述】

病人安全、有效地接受联机血液透析治疗/连续肾脏替代治疗。

【程序标准】

（1）向病人/家属解释原因、规程和潜在的并发症。

（2）获得合法、有效的知情同意。

（3）根据医嘱、指南准备正确的仪器、设备和物品。

（4）确保进行联机血透治疗的治疗用水的质量。

（5）确保血透仪电路的正常功能。

（6）确保血管通路的功能。

（7）根据病人个体的抗凝剂使用方案、预期的超滤量、预计的置换液和透析液的种类和量、治疗计划，遵医嘱治疗。

（8）正确地设置和监测治疗参数。

（9）监护、记录过程及病人对治疗的反应。

（10）根据病人的反应和医嘱即时调整治疗。

（11）提供治疗后血管通路的护理。

（12）遵循感染控制指南。

（13）保证病人舒适。

（14）评价治疗的有效性和任何并发症。

（15）教育病人/家属血透后的护理。

（16）观察、记录和汇报病人的反应及给予的护理。

【结果标准】

（1）病人/家属对血透的原因和潜在的并发症有明确的认识。

（2）在治疗过程中病人发生最低限度的并发症。

（3）病人的血液动力学状态改善。

（4）病人安全得到保证。

（5）正确记录并保存。

10.3.4　腹膜透析管插入的护理

【标准描述】

病人需要进行腹膜透析时,安全插入透析管道。

【程序标准】

(1) 向病人/家属解释原因、规程和疾病的潜在并发症。

(2) 获得合法、有效的知情同意。

(3) 为治疗准备清洁的环境。

(4) 保证所有需要的器械和物品准备完好。

(5) 根据术前护理常规执行护理操作。

(6) 准备病人的体位(仰卧或腹部向上),以利插管。

(7) 根据医嘱给予预防性抗生素和止痛剂。

(8) 在治疗过程中协助医生完成治疗。

(9) 确保整个过程中无菌操作。

(10) 为病人提供心理支持。

(11) 在整个过程中和插管后,观察并发症的症状和体征,采取正确措施。

(12) 根据术后护理指南,执行术后护理。

(13) 观察、记录和汇报病人的反应及给予的护理。

【结果标准】

(1) 病人理解腹膜透析管插入的目的和作用。

(2) 病人对护理工作表示满意。

(3) 在腹膜插管术后病人发生最低限度的并发症。

(4) 维护和保证病人的安全。

(5) 正确记录并保存。

10.3.5　腹膜透析病人的护理(PD)

【标准描述】

通过腹膜透析治疗,有效、安全地减少病人体内堆积的废物,维持酸碱、电解质和体液平衡。

【程序标准】

(1) 向病人/家属解释原因、规程和潜在的并发症。

(2) 获取合法、有效知情同意。

(3) 确保腹膜透析仪器和物品的正常功能。

(4) 确保腹膜透析管路在位、通畅。

(5) 根据治疗计划和常规,执行医嘱。

(6) 运用腹膜透析仪时,正确设置和监测治疗参数。

(7) 鼓励病人及时反映任何不适的感受。

(8) 观察腹膜透析管出口处皮肤,正确覆盖敷料,预防并发症。

(9) 监护和记录治疗过程及病人对腹膜透析的反应。

(10) 如果发生并发症,根据指南汇报并立即采取措施。

(11) 根据操作规程的指南连接/卸载腹膜透析管路。

(12) 遵循感染控制指南。

(13) 提高病人/家属对肾脏替代疗法的依从性。

(14) 评估腹膜透析治疗的有效性。

(15) 观察、记录和汇报病人的反应及给予的治疗。

【结果标准】

(1) 病人对给予的护理表示满意。

(2) 早期发现并发症,并立即采取措施。

(3) 维持酸碱、电解质和体液平衡。

(4) 维护和保证病人的安全。

(5) 正确记录并保存。

10.3.6 腹膜透析病人通路的护理

【标准描述】

正确地护理腹膜透析管道和出口处。

【程序标准】

(1) 评估出口处和腹部伤口的并发症。

(2) 观察腹膜透析管的完整性和功能。

(3) 根据该单元的指南/常规提供管道和出口处的护理。

（4）向病人/家属解释腹膜透析管和出口处护理的重要性。

（5）评估病人/家属对于腹膜透析管和出口处护理的能力。

（6）根据病人个体的情况,提供正确的教学方法和教学帮助,通过这些方法和帮助教育病人/家属对腹膜透析管和出口的护理。

（7）观察任何异常情况并给予干预。

（8）观察、记录和汇报病人的反应及给予的护理。

【结果标准】

（1）病人/家属理解腹膜透析管和出口处护理的重要性。

（2）病人/家属对给予的护理表示满意。

（3）病人/家属能进行腹膜透析管和出口处的护理。

（4）病人发生最小几率的腹膜透析管相关的并发症。

（5）正确记录并保存。

10.4　分类 D:神经系统

颅内压监测(ICP)

【标准描述】

正确地监测颅内压。

【程序标准】

（1）向病人/家属解释原因、规程和潜在的并发症。

（2）遵循颅内压(ICP)监测的指南,注意以下要点:

① 在无菌技术下,设置 ICP 监护系统。

② 确保所有连接正确。

③ 维持传感器在病人耳部水平。

④ 需要时,校零。

⑤ 避免管道或电缆的打折、卷曲。

⑥ 如果可能的话,正确连接脑积液引流。

⑦ 正确设定报警参数。

（3）保持病人卧床,头位于中间的位置。

（4）遵医嘱,抬高床头。

（5）观察管道插入处有无渗漏。

（6）观察异常的 ICP。

（7）发现异常情况及时通知医生，立即采取干预：

① ICP 趋势走高。

② 波形消失。

③ 病人意识丧失。

④ 脑积液引流的堵塞。

（8）观察、记录和汇报病人的反应及给予的护理。

【结果标准】

（1）病人的 ICP 被正确测量，并及时反应其神志状况。

（2）早期发现并发症，立即采取措施。

（3）正确记录并保存。

10.5　分类 E:其他

10.5.1　腹内压监测(IAP)

【标准描述】

正确测量病人的腹腔内压力，使潜在并发症发生率最小。

【程序标准】

（1）向病人/家属解释原因、规程和潜在的并发症。

（2）遵循腹内压力测量的指南，注意以下要点：

① 紧密连接压力监测管和尿管。

② 当病人仰卧时，以耻骨联合为零点。

③ 保证监测系统的通畅。

④ 遵医嘱缓慢输入生理盐水。

⑤ 记录回流的生理盐水的量。

⑥ 记录读数。

（3）观察病人的任何异常和潜在的危险：

① 腹部的膨胀。

② 呼吸的困难。

（4）如果发现并发症立即采取措施。

（5）观察、记录和汇报病人的反应及给予的护理。

【结果标准】

(1) 病人/家属理解腹内压测量的原因、潜在并发症。

(2) 病人的腹内压力测量正确。

(3) 识别并发症并立即处理。

(4) 正确记录并保存。

10.5.2 保温毯和降温毯的使用

【标准描述】

安全正确地使用保温毯/降温毯。

【程序标准】

(1) 向病人/家属解释原因、规程和潜在的并发症。

(2) 遵循保温毯/降温毯使用指南,注意以下要点:

① 确保仪器的储水槽里蒸馏水在建议的水平。

② 确保毯子里的水流持续。

③ 测量病人的中心温度,据此调节水温。

④ 当使用毯子时,采取安全预防措施预防潜在的电损伤。

(3) 观察病人的任何异常和潜在危险:

① 过热/过冷造成的损害。

② 压疮。

(4) 如果发生并发症,立即采取措施。

(5) 观察、记录和汇报病人的反应及给予的护理。

【结果标准】

(1) 正确地使用保温/降温毯。

(2) 病人无不良并发症。

(3) 正确记录并保存。

注释:

(1) 该装置与气体流量型不一样。

(2) 该装置是用水流的方法,可以生成热水和冷水。

11. 以病人为中心的护理指导

作为多种专业合作团队中的重要一员,ICU 护士能及时地分析服务中和工作流程中对病人的护理质量产生影响的因素。以病人为中心的护理指导能描述和量化他们对整个团队的贡献的,该指导是一个质量的指导和测量工具。所以,ICU 护士在 ICU 环境中工作,必须意识到这些选择出来的指导,是用于提高他们的护理质量的。

11.1 特殊护理指导

(1)治疗/护理型式指导

例如:

- 不良突发事件率,如给药突发事件、病人跌倒率、非计划拔管率(管道移位)。
- 并发症,如压疮率和医院感染率。
- 突发复苏数和成功复苏率。

(2)心理、社会护理指导

例如:

- 知识水平。
- 满意水平。
- 投诉数。
- 表扬数。

11.2 一般护理指导

例如:

- 死亡率。
- 住院时间。
- 非计划外,重新入院率。

参考文献

1. Australian and New Zealand College of Anaesthetists. (1997) Faculty of Intensive Care. Minimum Standards.

2. Adam SK, Osborne S. Critical Care Nursing: Science & Practice, (1997) Oxford: Oxford University Press.

3. American Association of Critical-care Nurses (2001). Role of the critical-care Nurses in Clinical Practice. California: AACN, 2001.

4. American Association of Critical-Care Nurses. AACN Standards for Nursing Care of the Critically III (2nd ed). Alisoviejo: AACN, 1997

5. American Nurse Association. Guidelines for Review at the Local Level: Kansas City. MO: Author, 1976

6. Boggs RL, Wooldridge-King M. AACN Procedure Manual for Critical Care. 3rd. Philadelphia: Saunders, 1993

7. Bucher L, Melander S. Critical Care Nursing. Philadelphia: W. B. Saunders Company, 1999

8. Canadian Association of Critical Care Nurses. Standards for Critical Care Nursing Practice. Canadian Association Critical Care Nurses, 1992:28,50

9. Chuley M, Guzzetta C, Dossy BC. AACN Handbook of Critical Care Nursing. Connecticut: Appleton & Lange, 1997

10. College of Nursing Hong Kong. Standards for Nursing Practice: General Standards and Criteria. Hong Kong College of Nursing, 1993

11. College of Nursing Hong Kong. Standards for Intensive Care Nursing Practice. Hong Kong: College of Nursing, 2000

12. Hospital Authority. Core Competencies for Registered Nurse in the Hospital Authority. Hong Kong: Hospital Authority Head Office, 2000

13. Hospital Authority. Course Competencies for Registered Nurse

Practice. Hong Kong: College of Nursing. Hong Kong: Institute of Advanced Nursing Studies, Hospital Authority, 2000

14. Hospital Authority. Continuing Clinical Assessment Form: Post-registration Certificate Course in Intensive Care Nursing. Hong Kong: Institute of Advanced Nursing Studies, Hospital Authority, 2000

15. Hospital Authority. Framework for Specialty Nursing Service: Renal Nursing Care. Hong Kong: Hospital Authority Head Office, 2000

16. Intensive Care Strategic Direction. A Frame work for the New South Wales Health System, 1999

17. Johnson BC, Wells SJ, Dungca CU, Hoffmeiste D. Standards for Critical Care. 3rd. St Louis: Mosby, 1985

18. Kinney MR, Packa DR, Dunbar SB. AACN's Clinical Reference for Critical Care Nursing. 3rd). St Louis: Mosby, 1993

19. Romanini J Daly J. Critical Care Nursing: Australian Perspective. Sydney: Harcourt Brace & Company, 1994

20. Royal College of Nursing. Standards of Care-Critical Care Nursing. London: RCN, 1994

21. Space, The University of Hong Kong. Course program: Diploma in Intensive Care Nursing Course. Hong Kong: SPACE, The University of Hong Kong, 2000

22. Space, The University of Hong Kong. Continual Clinical Assessment Form: Diploma in Intensive Care Nursing Course. Hong Kong: SPACE, The University of Hong Kong, 2000

23. Texas Nurse Association. Indictors of Quality Nursing Care. Texas Nursing Magazine, 1997

24. The Chinese University of Hong Kong. Core curriculum(2000—2001), Diploma in Critical Care Nursing. Hong Kong: The Chinese University of Hong Kong, 2000

25. Valenti LM, Rozinski MB Tamblyn R. Critical Care Nursing. Philadelphia: Lippincott, 1998

26. Woodrow P. Intensive Care Nursing. London: Routledge, 2000